Barbara und … unz

Reflexzonenmassage

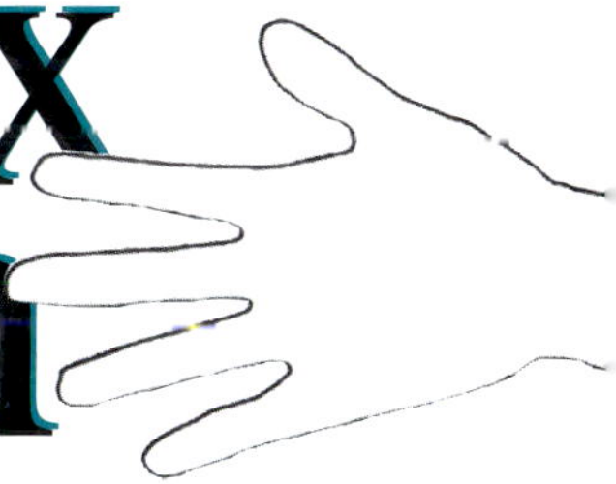

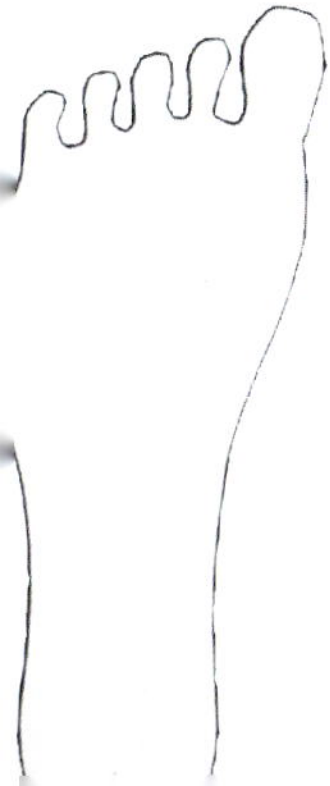

Schnelle Selbsthilfe bei körperlichen Beschwerden

Aus dem Amerikanischen von Dr. Hanna Neves

Die amerikanische Originalausgabe erschien unter dem Titel
Hand and Foot Reflexology, A Self-Help Guide bei Prentice-Hall, Inc.,
Englewood Cliffs, New Jersey, USA

Bibliografische Information Der Deutschen Bibliothek
Die Deutsche Bibliothek verzeichnet diese Publikation in der
Deutschen Nationalbibliografie; detaillierte bibliografische Daten
sind im Internet unter http://dnb.ddb.de abrufbar.

Umschlaggestaltung: Die Werkstatt München / Weiss · Zembsch,
unter Verwendung eines Motivs von FinePic, München
Produktion: Ortrud Müller
Satz: EDV-Fotosatz Huber/Verlagsservice G. Pfeifer, Germering
Druck und Bindung: Alcione, Trento
Printed in Italy

ISBN-10: 3-7205-2628-3
ISBN-13: 978-3-7205-2628-9

Inhalt

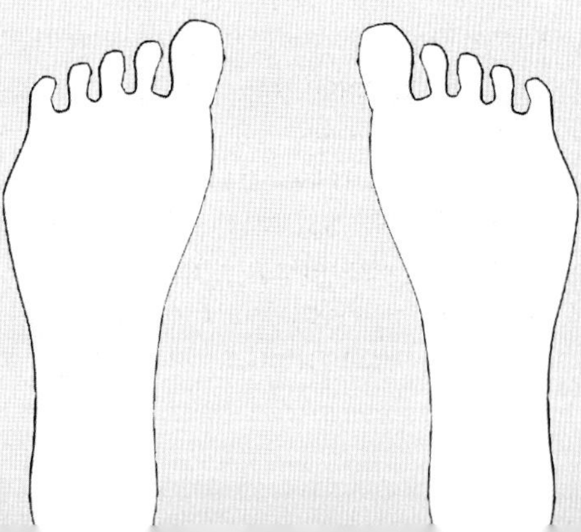

1. Vorbereitung: Zeit zum Wohlfühlen

Wer bewusst mit dem Körper umgeht, setzt gezielt sensorische Signale ein, um mit ihm in Interaktion zu treten. Dazu bedarf es jedoch Konsequenz und häufiger Übung, denn der Körper lernt nur, was er immer wieder übt. Eine regelmäßige Unterbrechung von Spannungen zeigt ihm, dass er auch mit einem anderen als dem bisherigen Spannungsniveau arbeiten kann.

Außerdem erzeugen die sensorischen Signale bei häufiger Anwendung eine selbstbelohnende Wirkung. Die Vielfalt bietet dem System Entspannung und einen Wechsel des gesamten Rhythmus. Der Unterschied in dem, was die Hände und Füße vor und nach der Behandlung spüren, motiviert gleichzeitig zu deren Fortsetzung.

Mit der Zeit wird der praktische Einsatz sensorischer Signale zur Selbstverständlichkeit. Dabei ist es wichtig, die Techniken in den normalen Tagesablauf einzubauen. Faktoren, die wir berücksichtigen müssen, sind einerseits die zur Verfügung stehende

Zeit, andererseits die für Zeit und Ort geeignete Methode.

Zeit lässt sich immer finden. Denn diese Art der Selbstbehandlung ist gut mit anderen Tätigkeiten zu verbinden. Jeder Tagesablauf enthält viel ungenutzte Zeit, zum Beispiel beim Mitfahren im Auto, beim Fernsehen, bei Besuch von Freunden, während eines Telefongesprächs. Während man Kaffe trinkt oder sich nach einer Mahlzeit unterhält, kann man unter dem Tisch mit dem Fußroller arbeiten. Betrachten Sie Ihren Tagesablauf einmal unter diesem Aspekt, und überlegen Sie, wo Sie solche Zeit entdecken können.

Teilen Sie bestimmte Tageszeiten für bestimmte Aktivitäten ein: zum Beispiel die Arbeit mit dem Fußroller beim Frühstück, die Arbeit an den Händen auf dem Weg zum Büro. Wenn Sie sich das zur Gewohnheit machen, ergeben sich diese Vorgänge bald von selbst. Entnehmen Sie bitte weitere Einzelheiten dem folgenden Abschnitt »Die konsequente Zeiteinteilung«.

a. Die konsequente Zeiteinteilung

Man kann die Techniken, die sich der sensorischen Signale bedienen, ein paar Sekunden lang anwenden oder über eine längere Zeitspanne hinweg. Nehmen

Sie die folgende Tabelle zu Hilfe, um die verfügbare Zeit festzustellen und die Anwendung der Techniken in Ihren Tagesablauf einzubauen. Binden Sie Ihr Programm an eine regelmäßige Beschäftigung, wie etwa an die Abendnachrichten im Fernsehen oder Ähnliches.

Verfügbare Zeit	Anlass	Ort
Sehr beschränkt	Vor einer Ampel	Auto In einem Stau
Ein paar Minuten	Fahrt zum Büro (Beifahrer) Fahrt zum Büro Warten Kaffeepause	Auto Bus, Zug, Flugzeug Bei einer Verabredung
Mehr Zeit	Zusammenkünfte	Sitzungen Theater Sport
Mehr Zeit	Schreibtischarbeit Zeitunglesen	Im Büro Bei Tisch
Größere Zeitspannen	Beim Fernsehen In der Badewanne Besuch bei Freunden	Sessel

b. Die geeignete Technik finden

Nicht jede Technik ist zu jeder Zeit angebracht. So kann man zum Beispiel nicht immer und überall die Schuhe ausziehen, um mit den Füßen zu arbeiten.

Merkmale (der Technik)	Hand	Fuß
Jederzeit/überall/ Schnell erlernbar/ einfach in der Anwendung	Grifftechniken	Kreisen um einen Punkt
Schnell erlernbar/ einfach in der Anwendung	Golfballtechniken	Fußrollertechniken
Nicht überall		Golfballtechniken
Mäßig schnell erlernbar/ nicht überall	Daumen- und Fingergang	Daumen- und Fingergang
Schnell erlernbar/ einfach in der Anwendung/ nicht überall	Gerichtete Bewegung	Schrittnachbildung

c. Programmbeginn

Der Anfang

1. Wählen Sie als Ausgangspunkt ein Gebiet, das Sie besonders interessiert. Informieren Sie sich in den Kapiteln »Spezialgebiete und Behandlung bei Störungen« und/oder »Einzelbereiche des Körpers« über die Behandlungsmuster, die sich darauf beziehen. Beginnen Sie mit einer beschränkten Anzahl von spezifischen Techniken, die Sie in Ihrem Tagesablauf leicht unterbringen. Ein über-

ladenes, unpraktisches Programm wird sich nur schwer durchführen lassen.

2. Suchen Sie sich Techniken aus, die Ihnen liegen (siehe oben »Die geeignete Technik finden« und siehe auch das Kapitel »Techniken«; es enthält schnell zu erlernende, einfache Techniken und solche, die sich entwickeln lassen).

3. Entwerfen Sie einen Plan, wann Sie die Techniken einsetzen können (siehe oben »Die konsequente Zeiteinteilung«), und berücksichtigen Sie dabei Ihre Tageseinteilung. Ihr jeweiliges Programm richtet sich also ganz danach, wie viel Zeit Ihnen zur Verfügung steht.

4. Und nun beginnen Sie. Bearbeiten Sie das ausgewählte Gebiet täglich, je nach der verfügbaren Zeit. Ein- oder zweimal pro Woche sollten Sie eine Gesamtbehandlung von Hand und/ oder Fuß vornehmen. Unterziehen Sie Ihr Programm am Ende der Woche einem kritischen Rückblick. Dabei werden Sie feststellen, dass einige Techniken sich ganz natürlich in Ihren Tagesablauf einfügen, andere dagegen nicht. Überdenken Sie das Verhältnis zwischen der vorhandenen Zeit und den passenden Techniken noch einmal.

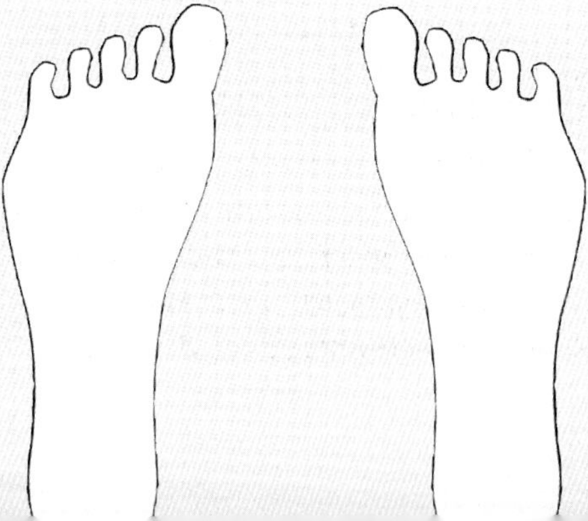

2. Techniken

a. Reflexzonentherapie – drei Grundtechniken

Der Griff: Grundlage aller Techniken

Der einfache Griff

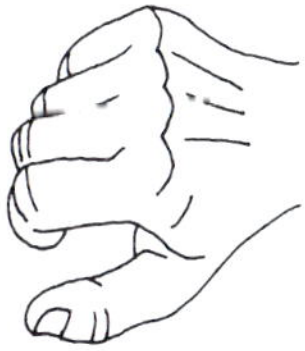

Grundlage aller Techniken der Reflexzonentherapie ist der Griff. In seiner einfachsten Form wird er bereits von Säuglingen benutzt, um nach dem dargebotenen Finger zu greifen.

Der Kraftgriff

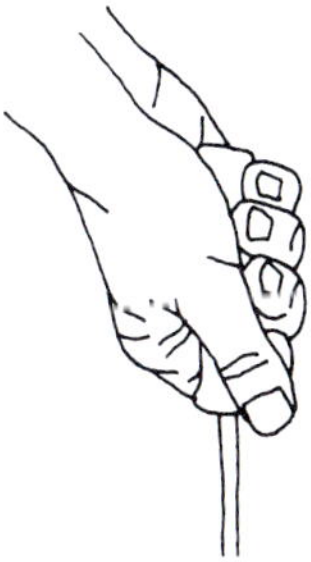

Den Griff, mit dem wir zum Beispiel einen Schraubenzieher umfassen, nennen wir »Kraftgriff«. Er findet immer dort Anwendung, wo Kraft gebraucht wird. Hierbei verstärkt der Daumen den Einsatz der Finger.

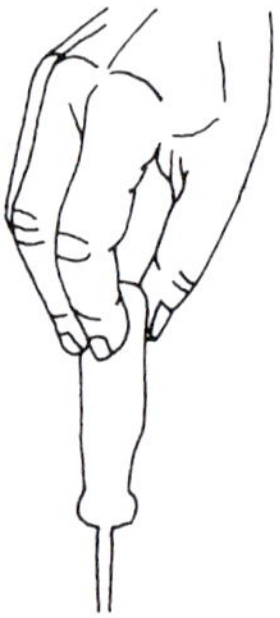

Der Präzisionsgriff

Den Präzisionsgriff setzen wir dort ein, wo es um Genauigkeit geht. Der Daumen steht den Fingern dabei genau gegenüber.

Im Folgenden zeigen wir, wie sich der Griff (mit Varianten des Kraftgriffs und des Präzisionsgriffs) am wirkungsvollsten einsetzen lässt, um bestimmte Teile von Händen und Füßen mit sensorischen Signalen zu versorgen.

Die Grifftechniken (vgl. Schautafeln S. 74 f.)

Die Grifftechniken bedeuten eine Erweiterung der natürlichen Fähigkeit des Greifens. Das Ausmaß des Drucks ist vom Griff der Arbeitshand abhängig, die eine Hebelwirkung erzeugt und dadurch den (oder die) Arbeitsfinger mit Kraft versorgt.

Eine der häufigsten Schwierigkeiten sind dabei die Fingernägeleindrücke. Achten Sie darauf, und benutzen Sie, wenn Sie lange Nägel haben, besser die Fingerkuppe oder den Daumen zur Druckausübung, oder bedienen Sie sich eines Bleistifts mit Radiergummi am Ende.

Die Finger- oder Daumenspitze ist der Kontaktpunkt für den Druck.

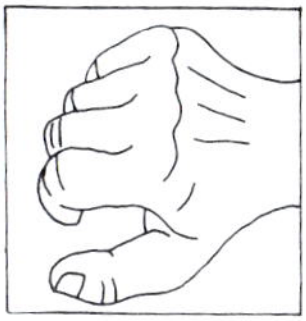

Beim *Einzelfingergriff* oder beim *Mehrfingergriff* verstärken der Daumen und die Handfläche den Einsatz der Finger, indem sie der Fingerspitze, die als Kontaktpunkt den Druck ausübt, als Stütze dienen.

Beim *Kneifen* dienen die Kuppen von Daumen und Finger als Kontaktpunkt und als Stütze.

Beim *direkten Griff* ist die Daumenkuppe der Kontaktpunkt, die Finger dienen als Stütze.

Einzelfingergriff

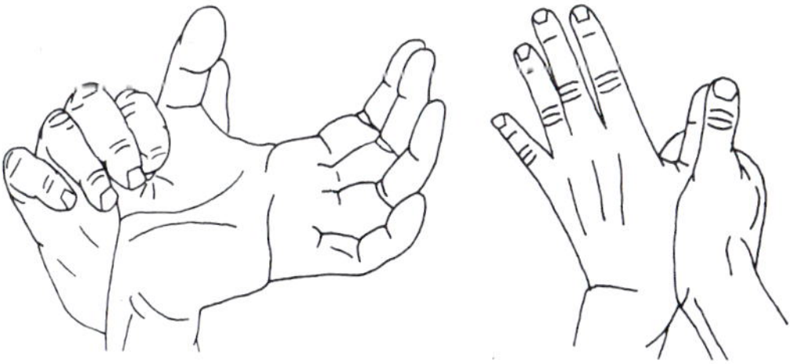

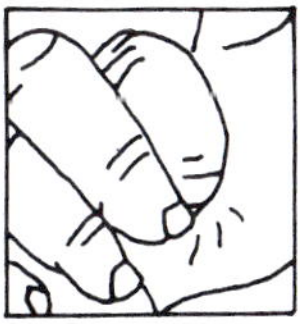

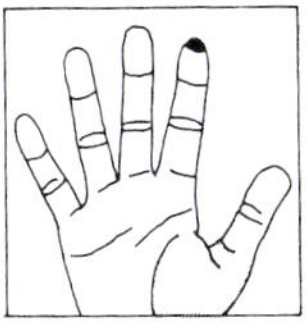

Der *Einzelfingergriff* wird zur Nadelstichbehandlung von verschiedensten Gebieten auf Hand und Fuß eingesetzt. Nehmen Sie dazu die Hand, wie hier gezeigt: Die Handfläche der Arbeitshand ruht auf der zu bearbeitenden Hand. Die Fingerspitze liegt auf dem Gebiet, das Sie bearbeiten wollen. Die Handfläche dient als Stütze, die Fingerspitze bildet den Kontaktpunkt und übt Druck aus.

Für wechselnden Druck

- üben Sie mit dem Finger mehrmals Druck aus,
- bewegen Sie die bearbeitete Hand,
- bewegen Sie die ganze Arbeitshand oder
- kombinieren Sie zwei der angeführten Elemente.

Für direkten Druck

- üben Sie mit der Fingerspitze 15 bis 30 Sekunden lang Druck aus.

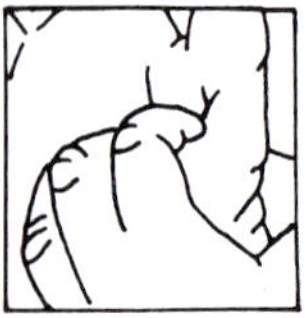

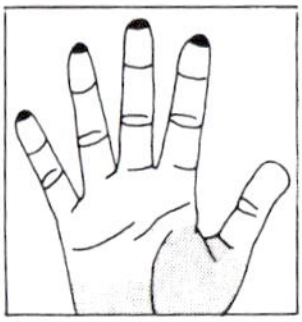

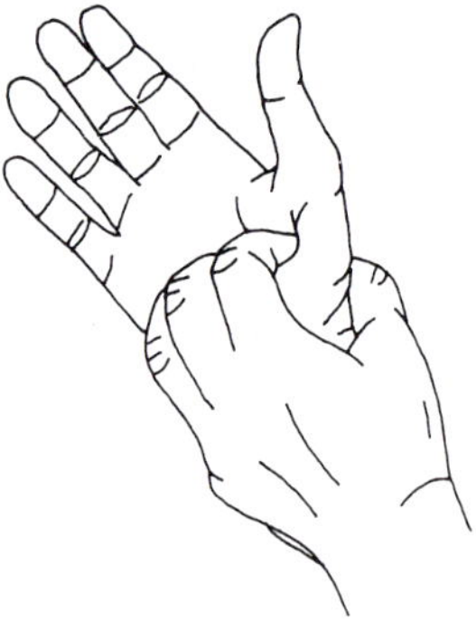

Mehrfingergriff

Den *Mehrfingergriff* benutzen wir, um größere Flächen auf Hand oder Fuß zu bearbeiten. Nehmen Sie dazu die Hand, wie hier gezeigt. Die Spitzen aller vier Finger stellen den Kontakt her, die Handfläche dient als Stütze. Zur Erzeugung von wechselnde oder direktem Druck siehe die beim *Einzelfingergriff* angeführten Schritte.

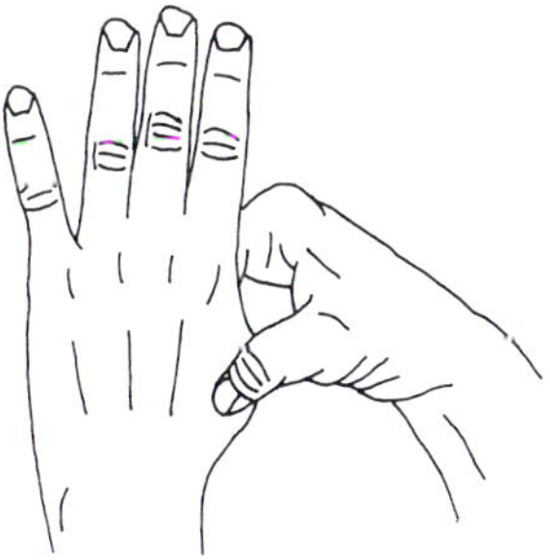

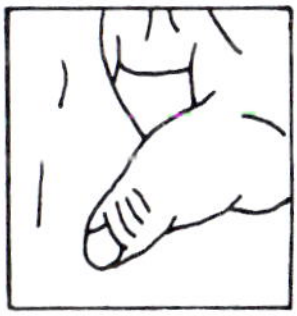

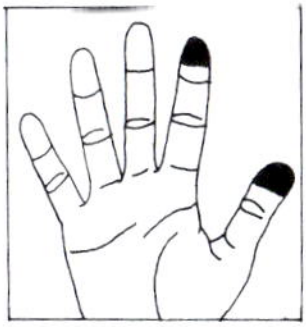

Kneifen

Durch Gegenüberstellung von Daumen und einem Finger üben wir Druck auf die Hautverbindung zwischen den Fingern und den Zehen aus. Daumen und Fingerkuppe dienen dabei als Kontaktpunkte und Stützen.

Wenn wir diese Technik auf der Hand einsetzen, so legen wir Daumen- und Fingerkuppe der Arbeitshand an die Hautverbindung zwischen dem Daumen und dem Zeigefinger der zu behandelnden Hand. Der Zeigefinger dient als Stütze, während der Arbeitsdaumen vor allem Druck ausübt. Vorsicht bei langen Fingernägeln!

Direkter Druck: Nehmen Sie die Haut zwischen den Daumen und den Zeigefinger, und drücken Sie mit der jeweils gewünschten Intensität 15 bis 30 Sekunden lang darauf.

Wechseldruck: Nehmen Sie die Haut zwischen den Daumen und den Zeigefinger. Beugen und strecken Sie das erste Daumengelenk, um wechselnden Druck zu erzeugen. Legen Sie Daumen und Zeigefinger an die Haut, und setzen Sie zur weiteren Erzeugung von Wechseldruck den Daumengang ein.

Der direkte Griff

Direkter oder wechselnder Druck wird von der Daumenfläche der Arbeitshand und von der Bewegung des Fußes durch die Haltehand erzeugt. Legen Sie zur Übung der *direkten Grifftechnik* die Daumenflächen auf die Fußsohle. Die Haltehand nimmt den Fuß in die Handfläche und legt die Finger um die innere Fußkante. Bewegung entsteht dadurch, dass

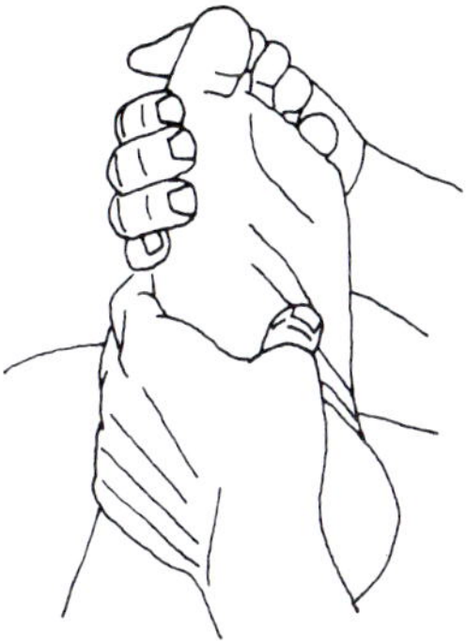

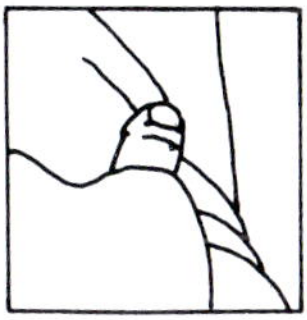

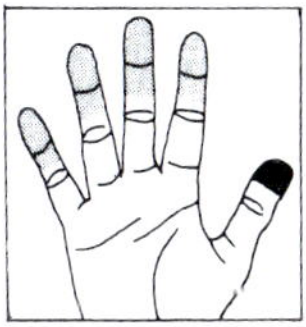

man mit dem Handballen gegen den Fußrücken drückt. Die Arbeitshand befindet sich in der Stellung des *Daumengangs*, der Daumen selbst bewegt sich jedoch nicht. In dieser Stellung geht der Druck von der Daumenfläche aus, seine Stärke ändert sich je nach der Bewegung des Handballens.

Direkter Druck: Legen Sie die Hände auf den Fuß. Bewegen Sie den Fuß mit dem Handballen. Die Daumenfläche übt Druck aus. Jetzt können Sie so lange und so kräftig drücken, wie Sie wollen.

Wechseldruck: Der Daumen bleibt ruhig. Jetzt bewegen Sie mit dem Handballen den Fuß auf und ab und erzeugen so wechselnden Druck.

Das Kreisen um einen Punkt

Das *Kreisen um einen Punkt* ist das beste Beispiel dafür, wie man mit geringem Aufwand eine große Wirkung erzielt. Überdies lässt sich mit dieser Mehrzwecktechnik eine erhöhte Flexibilität des Fußes erreichen. Die Hebelwirkung in Verbindung mit dem Nadelstichdruck durch Daumen und Zeigefinger ist für die Wirkung entscheidend. Diese Technik besteht – vereinfacht ausgedrückt – darin, dass beim Nadelstichdruck (die Behandlung bestimmter, tiefer gelegener Punkte) auf eine bestimmte Stelle gleichzeitig der Knöchel gedreht wird; daher der Ausdruck »Kreisen um einen Punkt«.

Für den Nadelstichdruck auf Fußrücken und -außenflächen ist der Zeigefinger am geeignetsten. Der Daumen sorgt für die Hebelwirkung. Für Nadelstichdruck auf die Fußinnenseite ist der Daumen besser geeignet, wobei die übrigen Finger die nötige Hebelwirkung liefern.

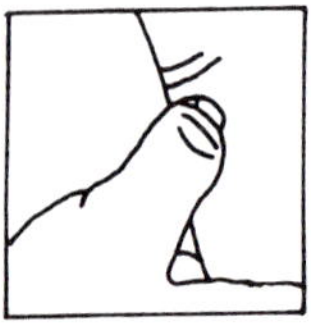

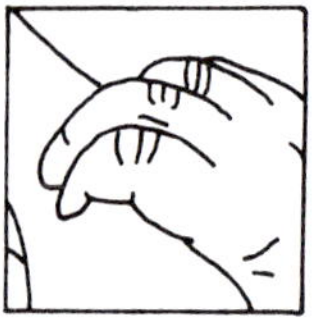

Beim *Kreisen um einen Punkt* wird Druck mit Hilfe eines Kraftgriffs ausgeübt, der die Hand und die Daumen- und Zeigefingerkuppe beziehungsweise die übrigen Fingerkuppen einsetzt. Durch Drehen des behandelten Fußes oder der behandelten Hand entsteht Wechseldruck.

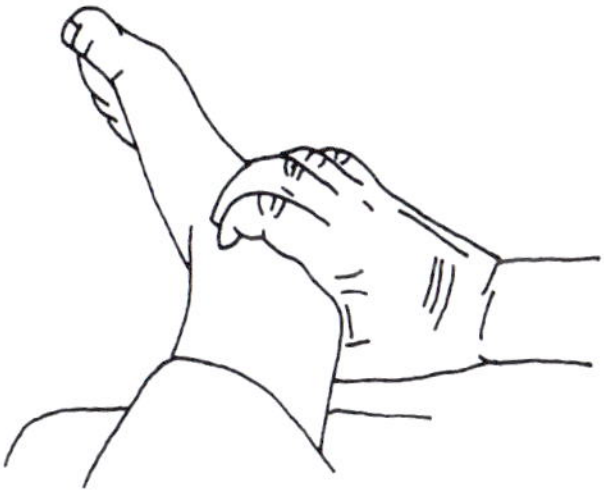

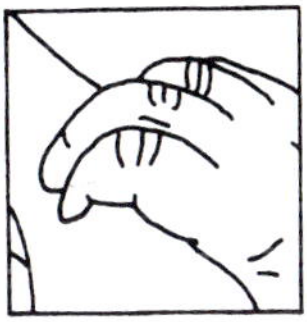

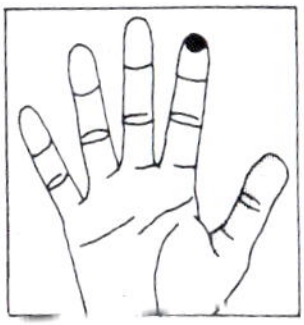

Fingerkreisen um einen Punkt

Nehmen Sie den Fuß, wie hier gezeigt. Die übrige Hand stützt den Zeigefinger, dessen Kuppe als Kontaktpunkt dient. Legen Sie die Fingerkuppe auf die zu bearbeitende Stelle. Drehen Sie den Fuß zuerst im, dann gegen den Uhrzeigersinn. Korrigieren Sie die Position des Zeigefingers, und wiederholen Sie den Vorgang.

Daumenkreisen um einen Punkt

Nehmen Sie den Fuß, wie auf der Abbildung gezeigt. Diese Handhaltung stützt den Daumen, dessen Fläche den Kontaktpunkt darstellt. Legen Sie die Daumenfläche auf die zu bearbeitende Stelle. Beachten Sie, dass der Ballen der Arbeitshand bei dieser Haltung des Daumens vom Knöchel abgehoben

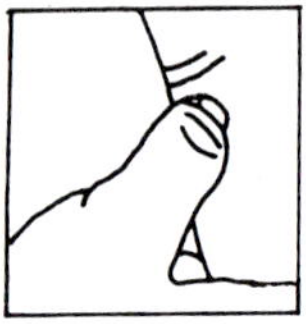
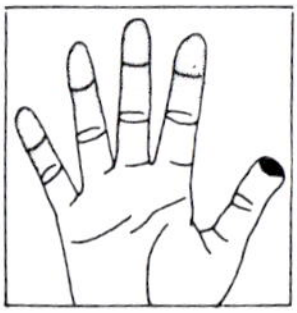
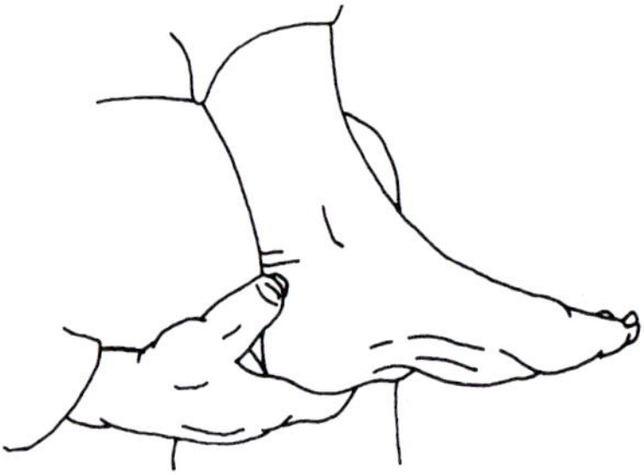

sein muss. Die Hand bildet zwischen den Fingern und der Daumenfläche einen Bogen, wodurch sich zwischen Fuß und Hand eine Öffnung ergibt. Die Gegenüberstellung von Daumen und Fingern erzeugt die für die Druckausübung nötige Hebelwirkung. Durch Fingerzug lässt sich der Druck verändern.

Üben Sie mit der Daumenfläche Druck aus. Drehen Sie den Fuß im, dann gegen den Uhrzeigersinn, wobei Sie mit der großem Zehe in der Luft Kreise beschreiben.

Daumen- und Fingergang

Ziel dieser beiden Techniken ist ein konstanter, anhaltender Druck beim Umfassen von Fuß- und

Handrücken. Das Zusammenwirken von Fingern und Daumen erlaubt die Behandlung einer Vielzahl von Flächen.

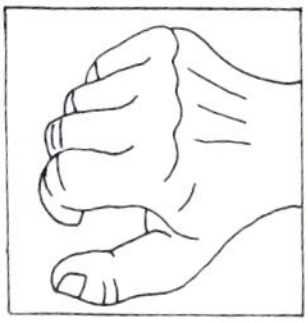

Übung des Daumengangs

Die *Technik des Daumengangs* enthält Elemente des Kraft- und des Präzisionsgriffs. Die Finger greifen gleichzeitig, während der Daumen frei ist, um ganz gezielt Gegendruck auszuüben. Die Daumenspitze dient als Kontaktpunkt für die Druckausübung. Der natürliche Winkel des Daumens ermöglicht einen optimalen Gegendruck des Daumenrandes zu den übrigen Fingern.

Für den *Daumengang* hilft die Vorstellung, dass man zu einer Reckstange hinaufgreift. Die Hände formen einen offenen Griff, die Finger liegen auf.

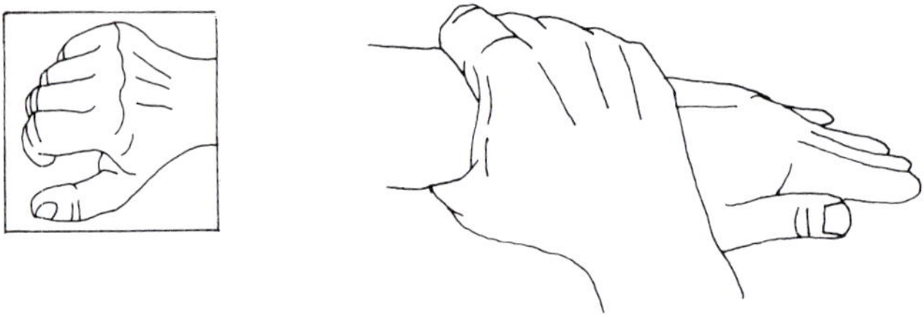

Griff: Nehmen Sie den Arm.

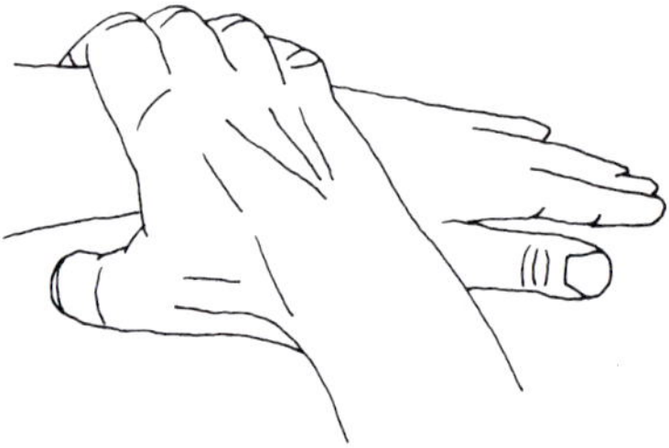

Abheben: Lösen Sie den Daumen aus dem Griff, behalten Sie den Griff aber mit den übrigen Fingern bei.

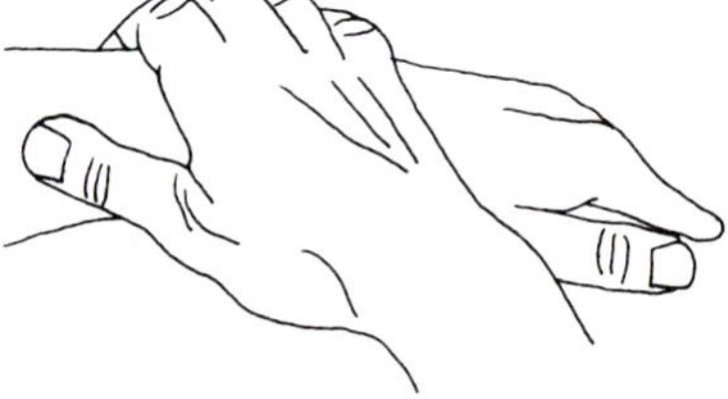

Kontakt: Legen Sie die Daumenspitze auf die Oberseite des Arms. Der äußere Rand ist der Kontaktpunkt. Die Fingerspitzen behalten den Griffkontakt bei. Die Hand bildet zwischen Fingerspitzen und Daumenrand einen Bogen und schafft so eine Öffnung zwischen Hand und Arm. Durch die Daumenspitze entsteht Druck nach unten. Er wechselt je nach der Spannung zwischen Daumen und Fingern. Ein stärkerer Fingerzug durch Senken des Handgelenks verstärkt den Druck der Daumenspitze.

Führen Sie die Daumenspitze auf die Oberseite des Arms, und lassen Sie das Handgelenk – bei gestrecktem Daumen – sinken. Beachten Sie den sich dadurch verstärkenden Daumendruck.

Ziel des *Daumengangs* ist der gleich bleibende Druck mit der Daumenspitze. An dieser Technik ist zwar die ganze Hand beteiligt, doch nur das erste Daumenglied bewegt sich. Es beugt und streckt sich, um die Daumenspitze nach vorne zu führen. Das zweite Daumenglied bewegt sich nicht. Es trägt nur zur Hebelwirkung und damit indirekt zum Druck bei.

Beim *Daumengang am Fuß* nimmt die Arbeitshand den Fuß und hält ihn gerade. Die Finger ruhen auf dem Fußrücken und dienen dem Daumen als Stütze. Der äußere Daumenrand ist der Kontaktpunkt auf der Fußsohle.

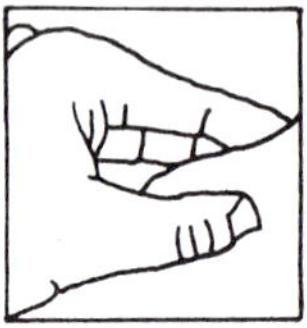

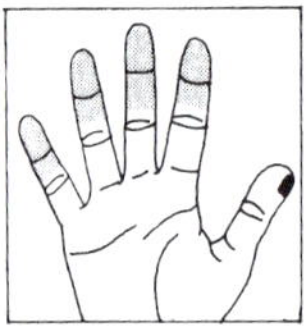

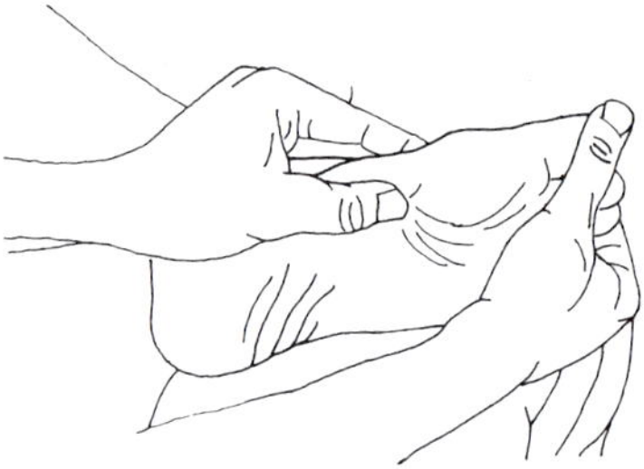

Führen Sie den Daumengang nun auf der Fußsohle aus. Bewegen Sie dabei nur das erste Daumenglied.

Jede Druckveränderung ist das Ergebnis einer Intensivierung des Griffs von Daumen und Fingern. Wenn der Griff fester wird, muss sich das Handgelenk senken.

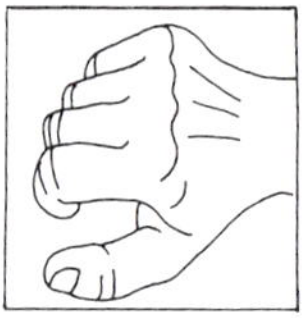

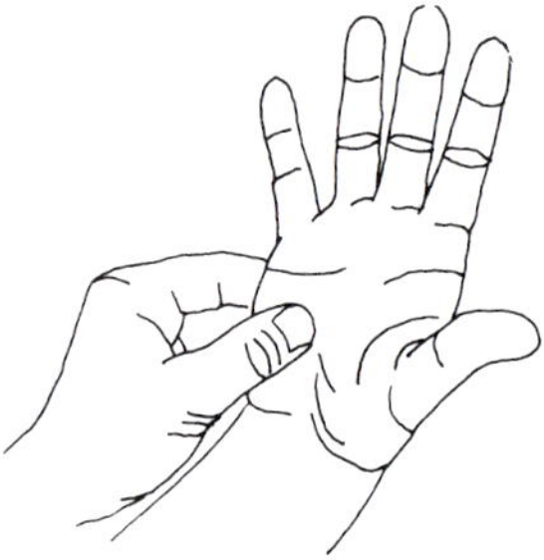

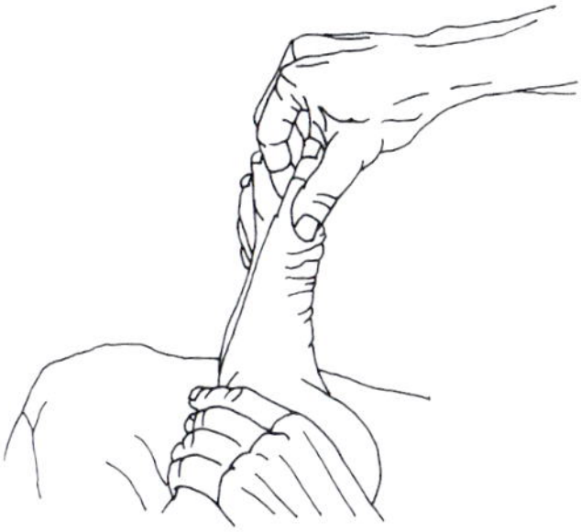

Die *Daumengangtechnik* besteht im Umkreisen der Fuß- und Handoberflächen bei gleichzeitiger Druckausübung. Das Zusammenwirken von Fingern und Daumen ermöglicht es, die verschiedenartigen Oberflächen zu konturieren.

Einzelfingergang

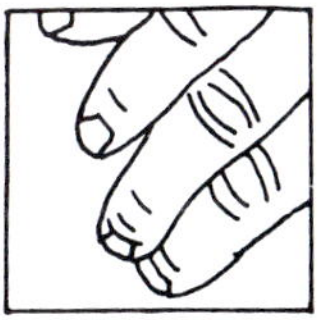

Für den *Einzelfingergang* umgreifen Sie zunächst den Knöchel, heben dann die

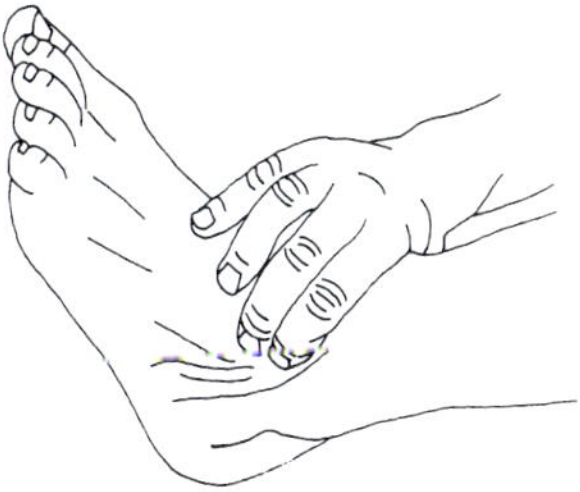

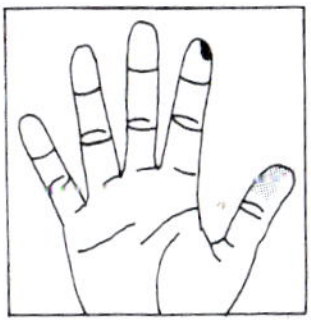

Finger vom Knöchel ab und ziehen Sie so weit zurück, dass die Spitze des Zeigefingers auf dem Knöchel ruht. Wie beim Daumengang entsteht auch hier der von der Fingerspitze ausgeübte Druck durch die Spannung zwischen Daumen und Finger. Ziel des Einzelfingergangs ist ebenfalls der gleich bleibende Druck. Das erste Fingerglied beugt und streckt sich, um den Finger vorwärts zu bewegen.

Mehrfingergang

Beim Mehrfingergang umgreifen Sie den Knöchel, heben dann die Finger ab und ziehen sie so weit zurück, dass die Fingerspitzen auf dem Knöchel ruhen. Nun bewegen sich die Finger vorwärts, der Daumen dient als Stütze.

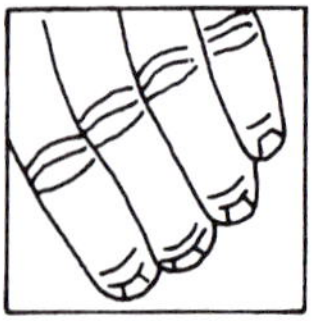

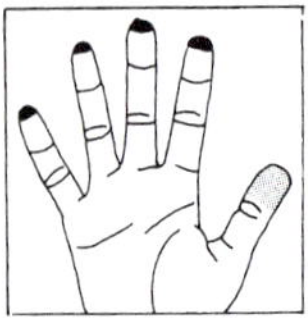

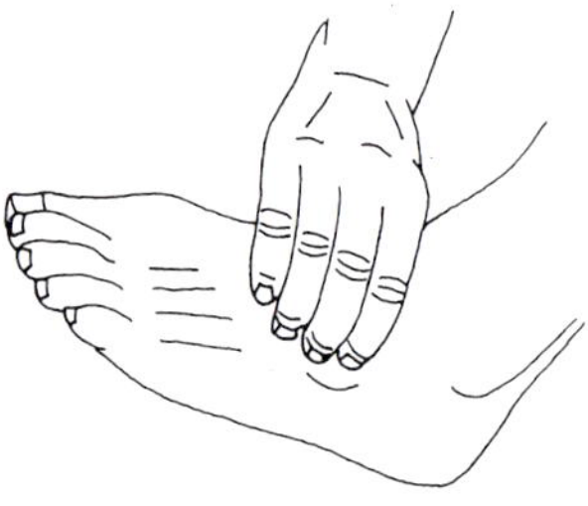

b. Fußreflexzonentherapie – praktische Anwendung

Fußsohle

Daumengang

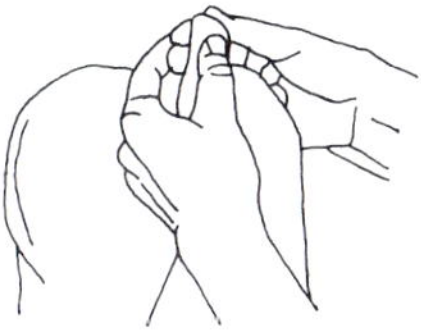

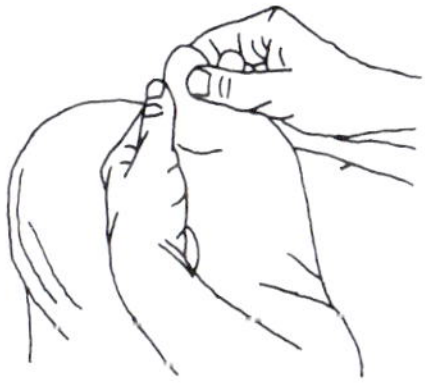

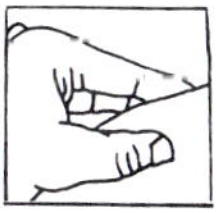

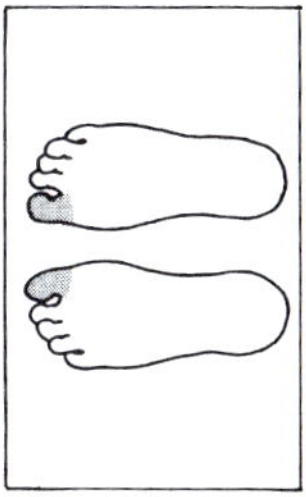

Legen Sie die Finger der Haltehand an die Fußspitze, und stützen Sie die große Zehe mit der Haltehand. Die Finger der Arbeitshand ruhen auf den Fingern der Haltehand. Führen Sie wiederholt mit dem Arbeitsdaumen entlang der Zehe den *Daumengang* aus.

Variante: → ←*

* (Die Pfeile bei den »Varianten« geben die jeweils möglichen Abwechslungen der Arbeitsrichtungen an.)

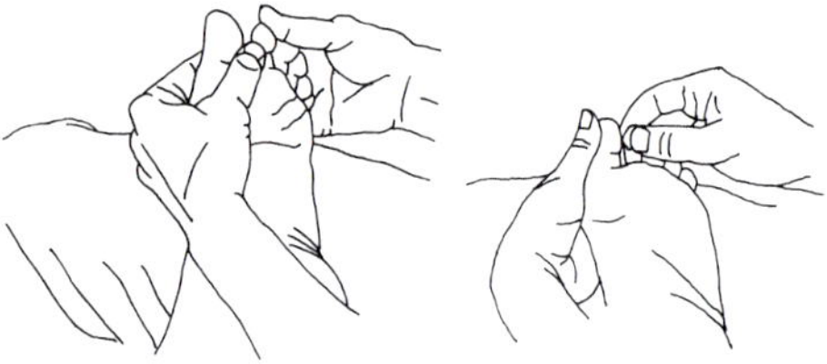

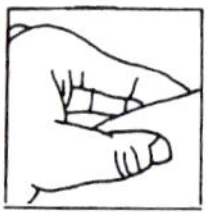

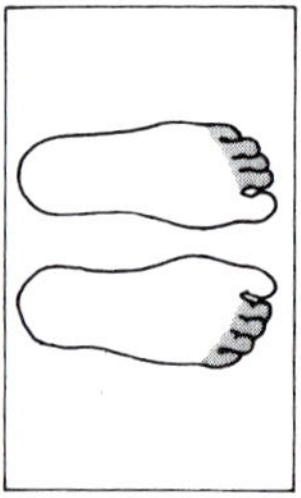

Legen Sie die Finger der Haltehand an die Fußspitze; die Hand soll die Zehen stützen. Die Finger der Arbeitshand ruhen auf den Fingern der Haltehand. Führen Sie den Arbeitsdaumen an den Zehengrund, und arbeiten Sie im Daumengang an der Zehe aufwärts. Beginnen Sie wieder am Zehengrund, und arbeiten Sie in der Mitte und an der Seite der Zehe aufwärts.

Variante: → ←

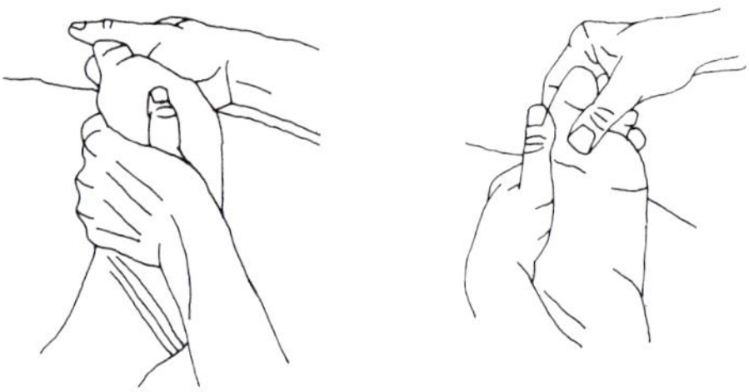

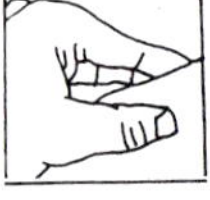

Halten Sie den Fußrücken mit der Haltehand. Legen Sie den Daumen in die Fur-

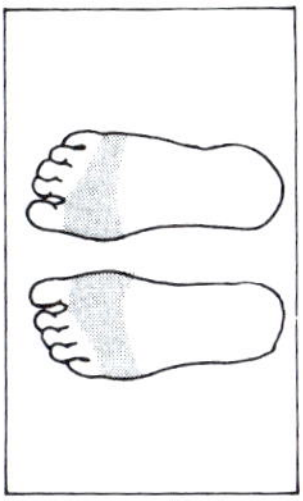

che zwischen großer und zweiter Zehe. Arbeiten Sie im Daumengang in der Furche aufwärts. Nehmen Sie sich so alle Furchen einzeln vor.

Wechseln Sie die Hände. Die Haltehand wird zur Arbeitshand und umgekehrt. Wiederholen Sie die gesamte Anwendung, indem Sie jetzt aber an der Außenseite des Fußes beginnen.

Variante: ← ↓

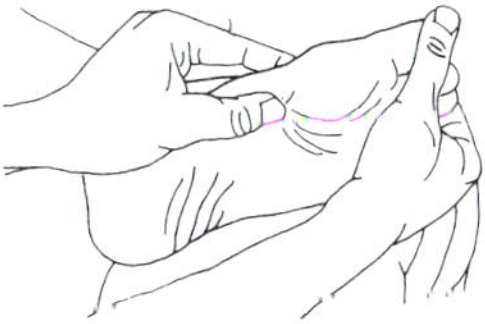

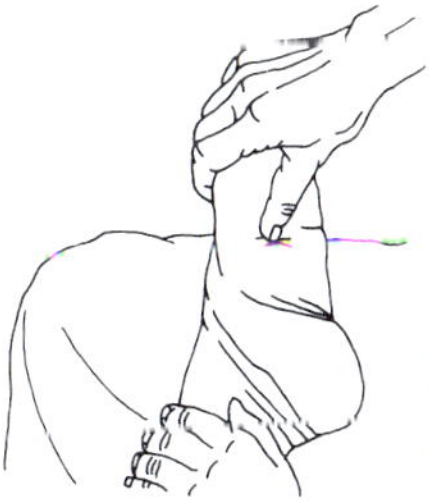

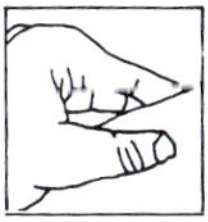

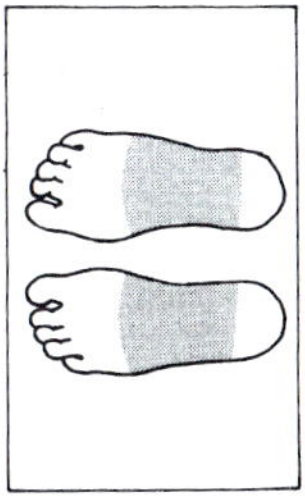

Halten Sie den Fußrücken. Achten Sie auf die Sehne entlang der Fußsohle, sie dient Ihnen als Hilfslinie. Legen Sie den Daumen der Arbeitshand an den inneren Fußrand. »Gehen« Sie im Daumengang den Fuß entlang der Sehne hinauf. Bringen Sie den Daumen wieder in die Anfangsstellung, und arbeiten Sie im Daumengang quer über den Fuß. Wiederholen Sie dies mehrmals.

Variante: → ↓

Grifftechniken

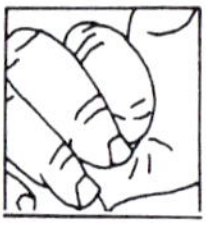

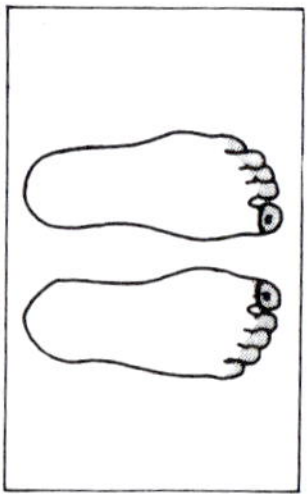

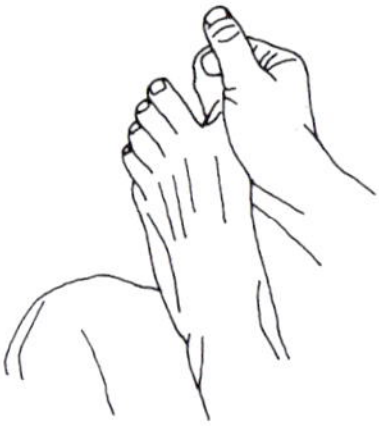

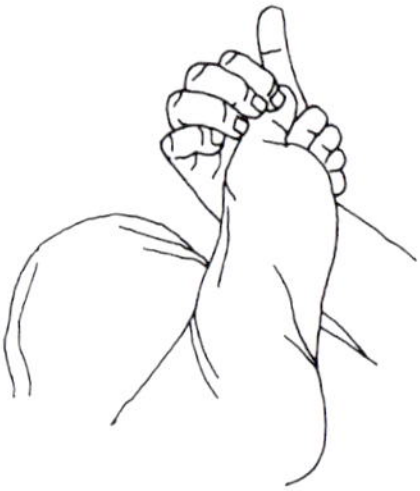

Legen Sie die Handfläche an die Fußspitze, wie es die Abbildung zeigt. Die Zeigefingerspitze ruht auf der Unterseite der großen Zehe des zu bearbeitenden Fußes. Üben Sie nun mit Hilfe der *Einzelfingergrifftechnik* Wechseldruck aus.

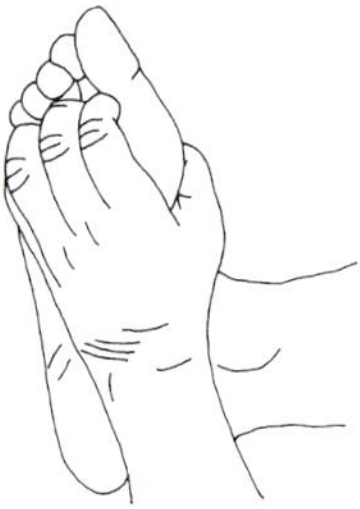

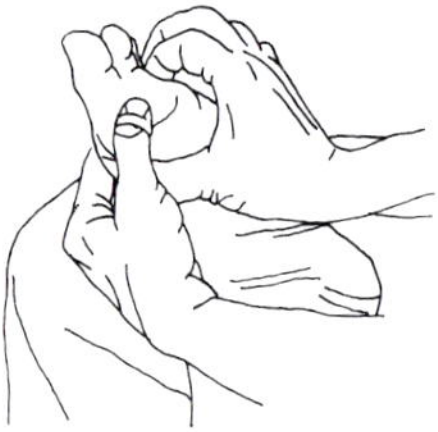

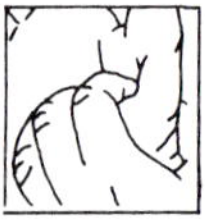

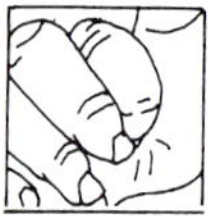

Legen Sie die Fingerspitzen in die Furche entlang des Zehengrunds. Die andere Hand umfasst den Fuß, um eine Hebelwirkung zu erreichen. Setzen Sie den

Mehrfingergriff ein, und arbeiten Sie so nach unten. Vorsicht mit den Fingernägeln!

Variante: Mit einem Einzelfingergriff gelangt man näher an den jeweiligen Zehengrund heran.

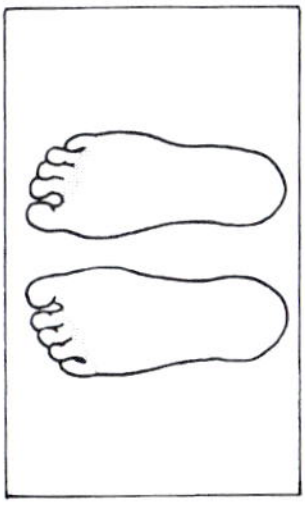

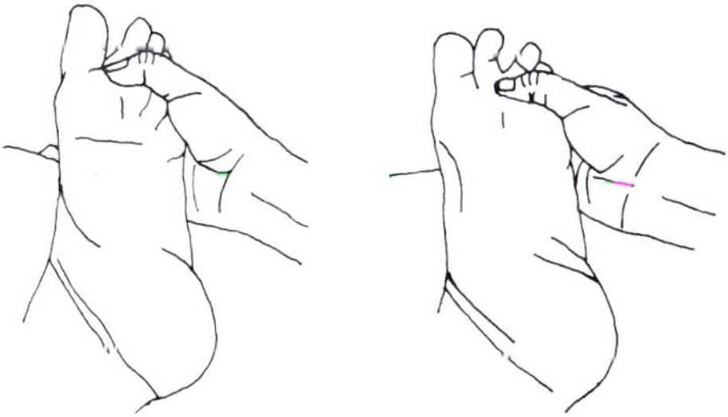

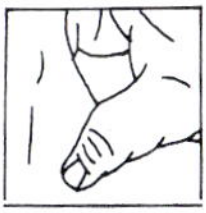

Legen Sie den Daumen auf die Sohle des zu bearbeitenden Fußes. Die übrigen Finger bleiben am Fußrücken und dienen als »Stopper«. Bearbeiten Sie jetzt mit Hilfe des Daumengangs die Verbindungshaut zwischen den Zehen, und dringen Sie so tief in die Zwischenräume der Zehen ein, wie die Polsterung auf den Fußballen es gestattet. Achten Sie aber darauf, die weiche Haut zwischen den Zehen nicht zu verletzen.

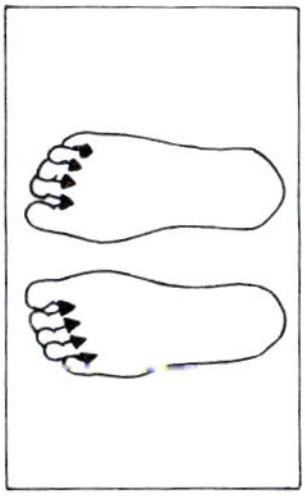

Variante: Drücken Sie Daumen und Zeigefinger zusammen, um diesen Bereich einem wechselnden Druck auszusetzen. Wiederholen Sie den gesamten Vorgang.

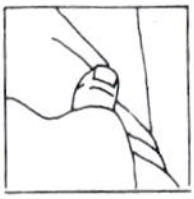

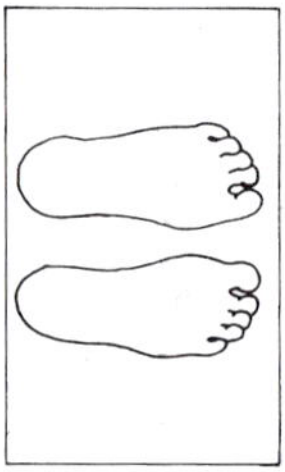

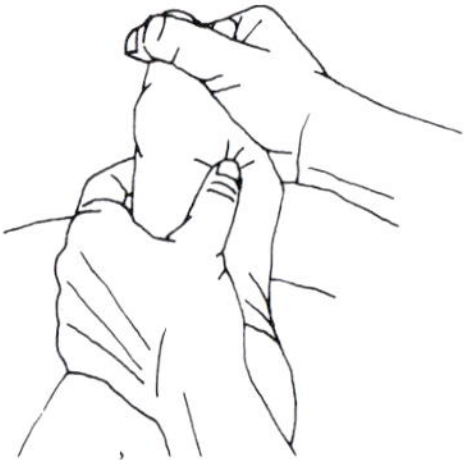

Für den *direkten Griff* nehmen Sie den Fuß mit der Haltehand. Platzieren Sie die Daumenkuppe der Arbeitshand an der zu bearbeitenden Stelle der Fußsohle, und bewegen Sie den Fuß mit der Haltehand kreisend, so dass gegen den fest stehenden Daumen Druck ausgeübt wird.

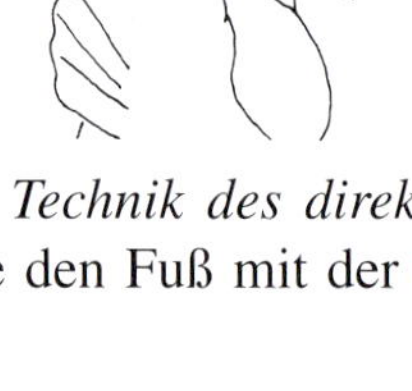

Für die *Technik des direkten Griffs* nehmen Sie den Fuß mit der Haltehand. Die

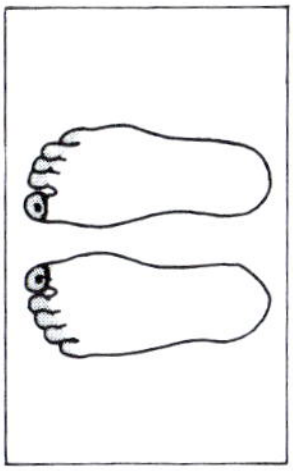

Handfläche ruht auf dem Fußrücken, die Finger schmiegen sich um den inneren Fußrand. Führen Sie nun die Daumenkuppe der Arbeitshand an die Stelle der Fußsohle, die behandelt werden soll. Der Arbeitsdaumen bleibt fest, während die Haltehand den Fuß bewegt, um am Kontaktpunkt wechselnden Druck zu erzeugen. Bewegen Sie mit dem Ballen der Haltehand den Fuß so, dass sich sein äußerer Rand zu Ihnen wendet.

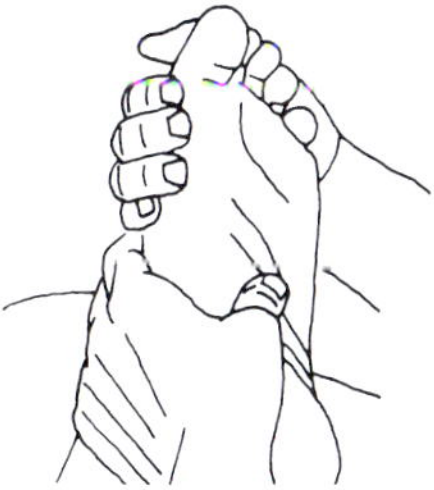

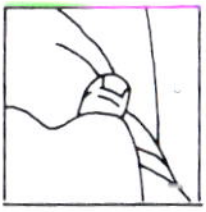

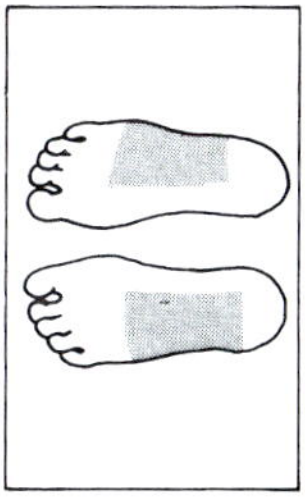

Für die Technik des direkten Griffs umfassen Sie das Gelenk unterhalb der großen Zehe mit der Haltehand. Legen Sie die Daumenkuppe der Arbeitshand auf die vorgesehene Stelle der Fußsohle. Beugen Sie mit der Haltehand den Fuß zu sich her. Durch diese Bewegung des Fußes entsteht der nötige Druck am Kontaktpunkt, der Daumen der Arbeitshand bleibt dabei fest.

Fußrücken

Verschiedene Techniken

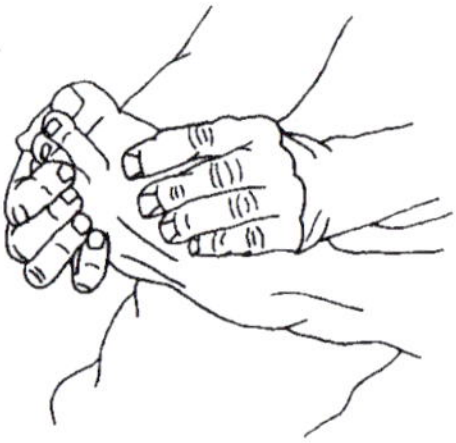

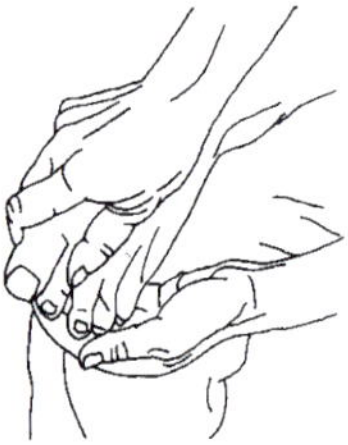

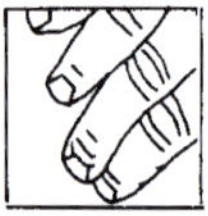

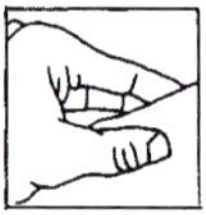

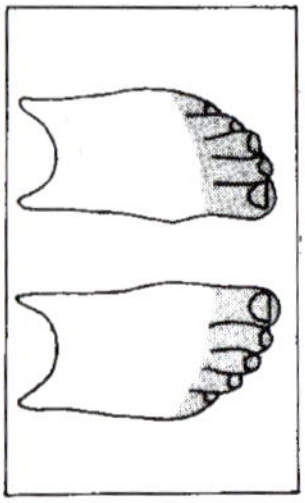

Legen Sie den Finger der Arbeitshand auf die Zehe, die Sie behandeln wollen, und »gehen« Sie mit dem *Fingergang* quer über die Zehe. Versuchen Sie es in allen Richtungen; behandeln Sie auch den Nagel und den Zehengrund.

Variante: Beim einfachen *Daumengang* liegen die Finger an der Fußsohle, um die Hebelwirkung zu erreichen, der Daumen liegt auf dem unteren Nagelrand. Üben Sie mit dem inneren Daumen»eck« Druck aus. Dann den Daumen neu aufsetzen und wieder Druck ausüben.

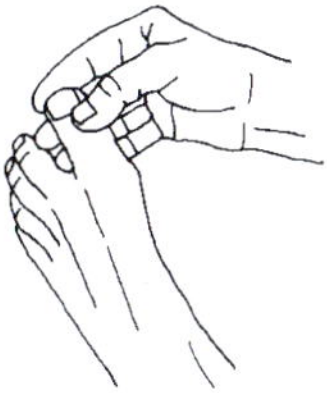

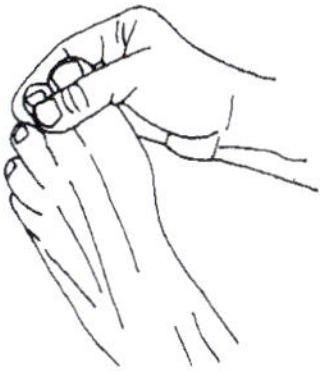

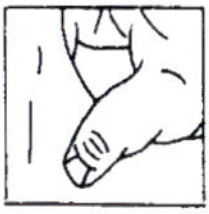

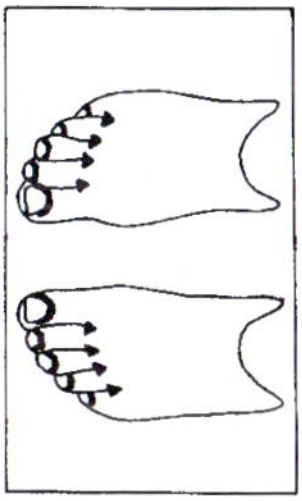

Nehmen Sie jede Zehe einzeln zwischen Finger und Daumen. Pressen Sie Finger und Daumen so zusammen (*Kneifen*), dass das Daumen»eck« auf den Zehenrücken Druck ausübt.

Nehmen Sie den Fuß zwischen Finger und Daumen, und üben Sie mit Hilfe der *Kneiftechnik* Druck auf die Haut zwischen den Zehen aus.

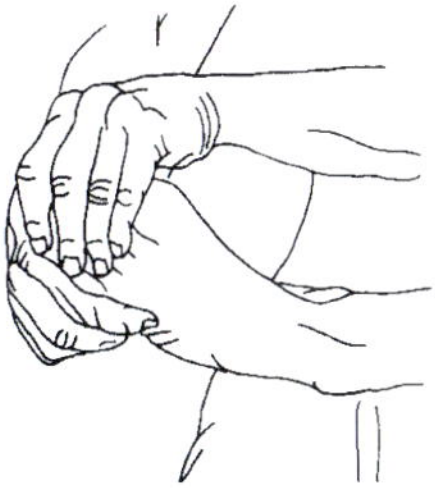

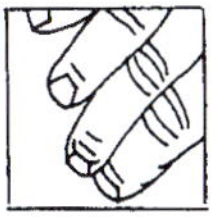

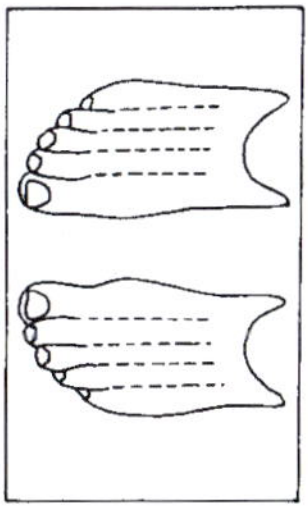

Benutzen Sie die Haltehand, um große und zweite Zehe voneinander zu trennen und dadurch die Furche zwischen den Zehen zu vergrößern. Setzen Sie mit dem

Zeigefinger der Arbeitshand am Zehengrund an, und »gehen« Sie im Fingergang die Furche seitlich bis zur Fuß-außenseite herunter.

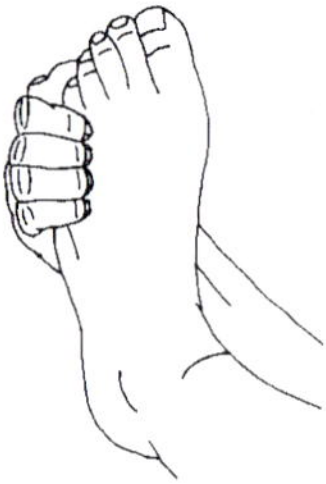

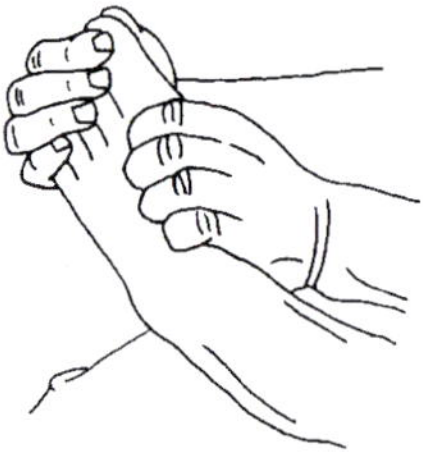

Legen Sie die Finger der Arbeitshand in die Furche zwischen erster und zweiter Zehe auf dem Fußrücken. Üben Sie mit Hilfe des *Mehrfingergriffs* Druck auf die Innenseite der Furche aus. Setzen Sie die Arbeitshand neu an, und bearbeiten Sie einen weiteren Teil der Furche.

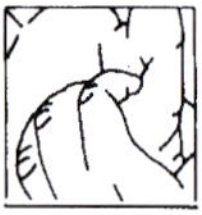

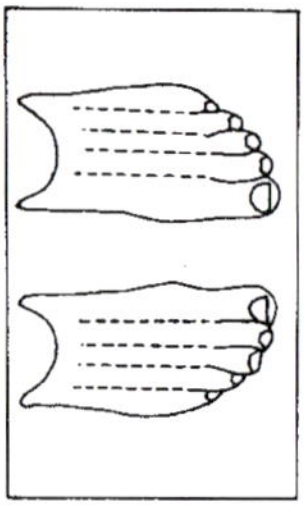

Setzen Sie die Arbeitshand neu an, und bearbeiten Sie so jede einzelne Furche zwischen den Zehen.

Wechseln Sie die Hände, die gegenüberliegende Hand wird nun zur Arbeitshand. Bedienen Sie sich des *Mehrfingergriffs*, um auf die Seiten der Furchen gegen die Fuß-Außenseite hin Druck auszuüben.

Variante: Lassen Sie mit der Haltehand den Fuß gegen die Fingerspitzen der Arbeitshand auf dem Fußrücken kreisen.

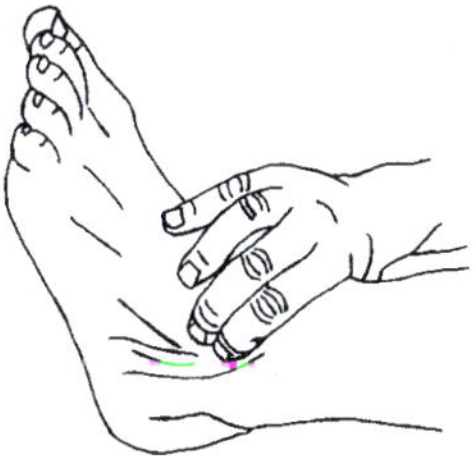

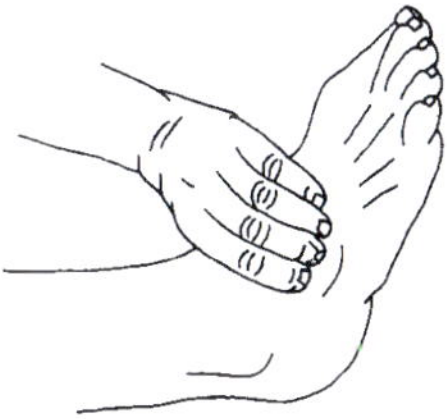

Legen Sie die Finger der Arbeitshand auf den Fußrücken. Der Daumen befindet sich an der Fußsohle (Hebelwirkung). »Gehen« Sie mit dem *Mehrfingergriff* quer über den Fuß. Setzen Sie die Arbeitshand immer wieder neu an, und behandeln Sie so das gesamte Gebiet.

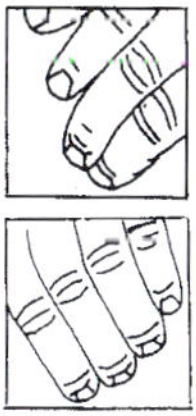

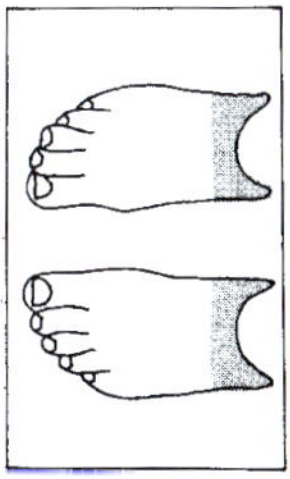

Variante: *Einzelfingergang.*
Führen Sie den Daumen der Arbeitshand an den äußeren Fußrand. Die Finger der Arbeitshand ruhen am inneren Fußrand. Wenden Sie den Mehrfingergang entlang des ganzen Fußrandes an.

Fußinnenseite

Daumengang

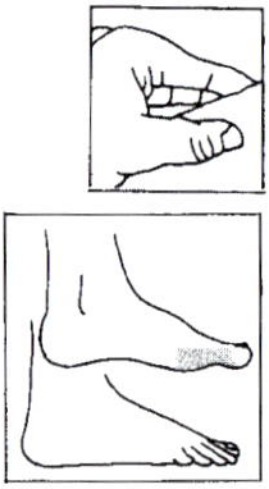

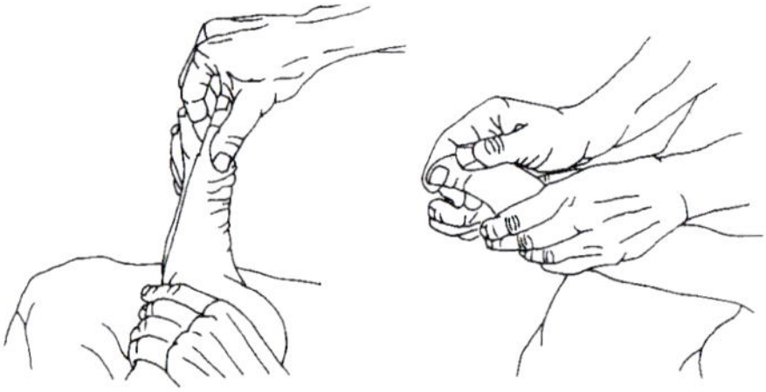

Platzieren Sie die Finger der Arbeitshand seitlich an die große Zehe, den Daumen an die gegenüberliegende Zehenseite. »Gehen« Sie nun mit Hilfe des *Daumengangs* am Innenrand des Fußes hinab.

Variante: Diese Anwendung lässt sich erweitern, indem man durch Fingerzug zusätzliche Hebelwirkung erzeugt.

Variante: ←

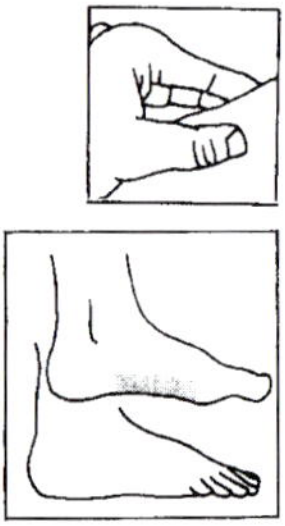

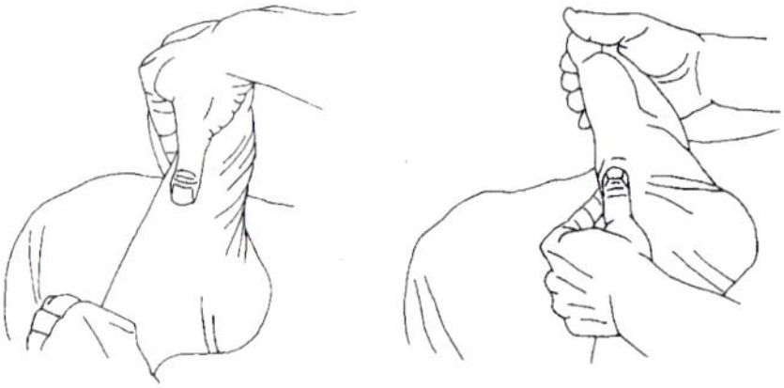

Legen Sie die Finger der Arbeitshand zur Hebelwirkung auf den Fußrücken, den Daumen an den inneren Fußrand, und

»gehen« Sie mit Hilfe des *Daumengangs* den Fußrand ab. Wiederholen Sie mehrmals.

Variante: Um am inneren Fußrand aufwärts zu arbeiten, hält die Haltehand den Fuß fest, die Finger der Arbeitshand liegen am Fußrücken (Hebelwirkung).

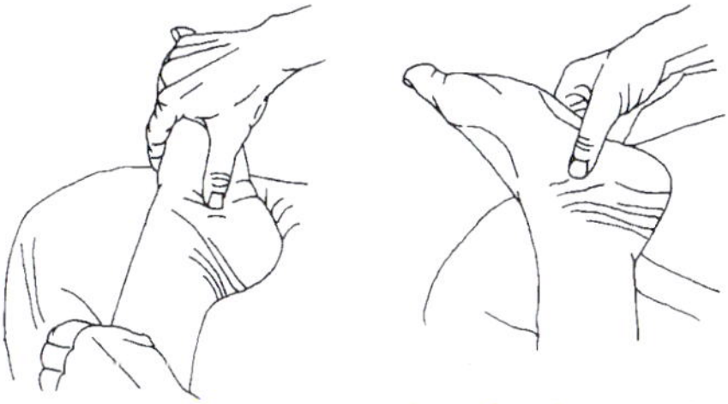

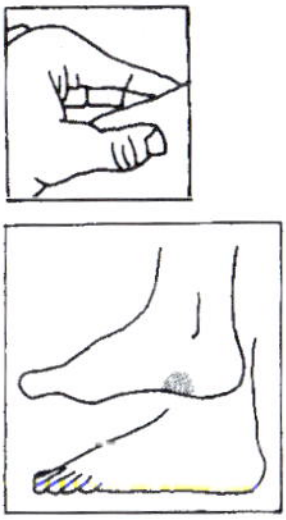

Die Finger der Arbeitshand ruhen auf dem Fußrücken (Hebelwirkung). Setzen Sie den Daumengang ein, und arbeiten Sie am Fuß abwärts. Wiederholen Sie dies mehrmals.

Variante: ←

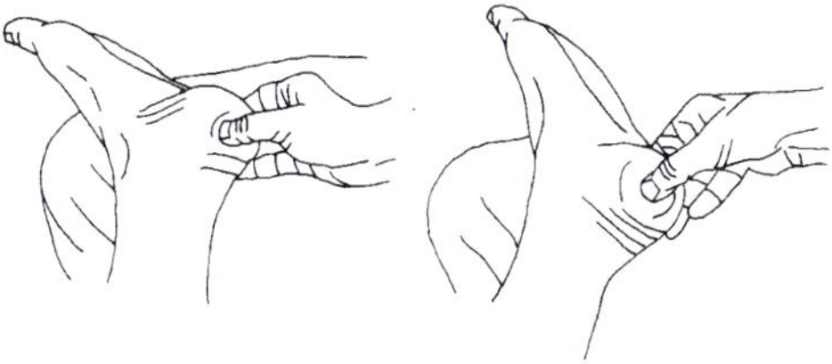

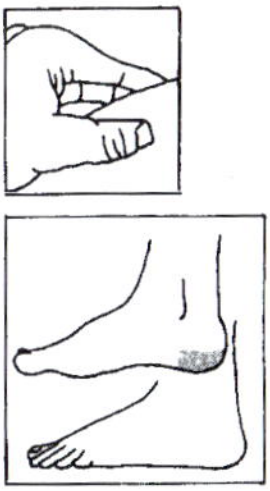

Die Finger der Arbeitshand ruhen zur Hebelwirkung unter der Ferse. »Gehen« Sie mit Hilfe des Daumengangs rund um den Rand der Ferse.

Variante: ←

Fußaußenseite

Fingergang, Kreisen um einen Punkt

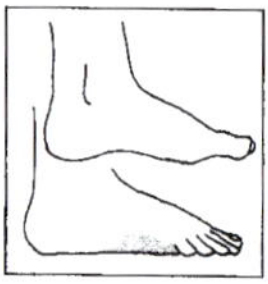

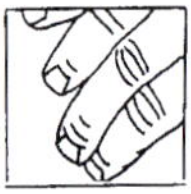

Umfassen Sie den Fuß nahe den Zehen. Der Daumen der Arbeitshand ruht zur Hebelwirkung am Innenrand des Fußes. Legen Sie einen Finger an den äußeren Rand des Fußes, und »gehen« Sie den äußeren Fußrand entlang (*Einzelfingergang*).

Variante: *Kreisen um einen Punkt* oder *Mehrfingergang*.

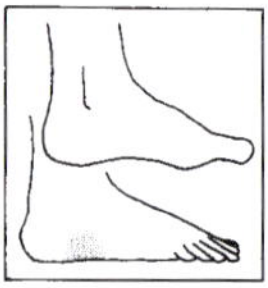

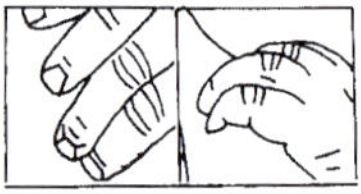

Umfassen Sie den Fuß mehr in der Mitte, und führen Sie den *Einzelfingergang* wie oben beschrieben aus.

Variante: wie oben.

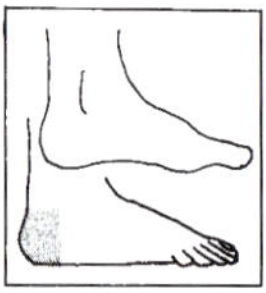

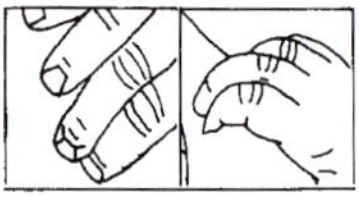

Nehmen Sie den Fuß an der Fußwurzel, und wiederholen Sie den Einzelfingergang in derselben Art auch dort.

Variante: wie oben.

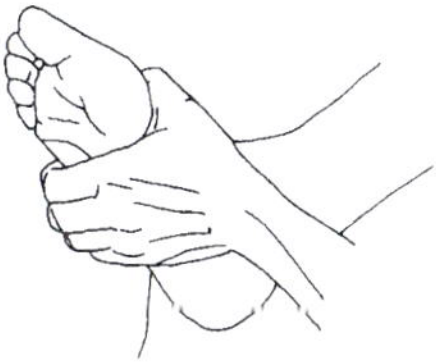
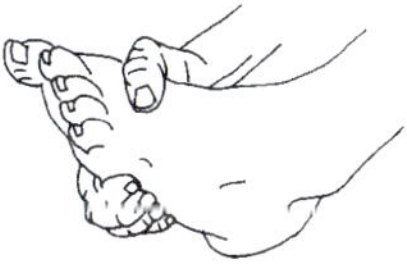
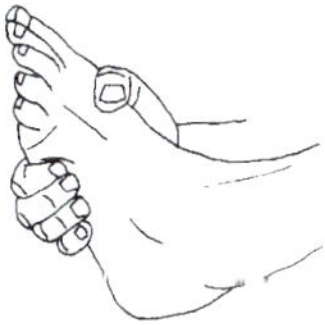

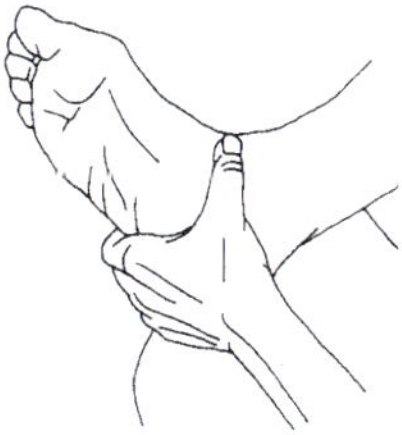
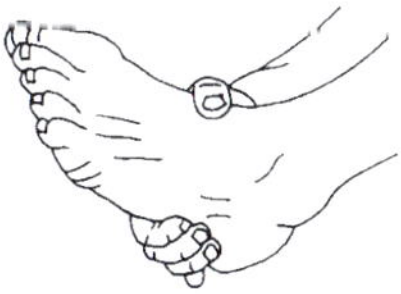
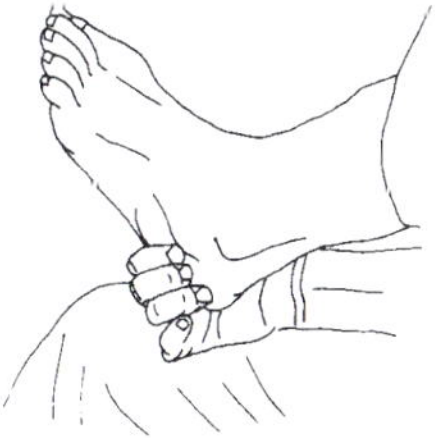

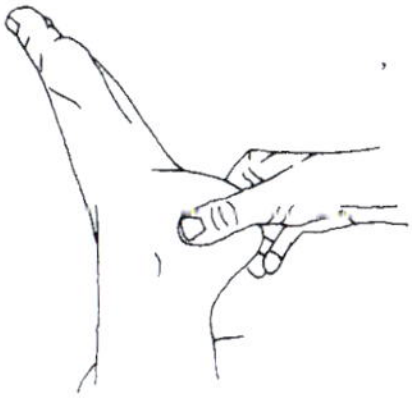
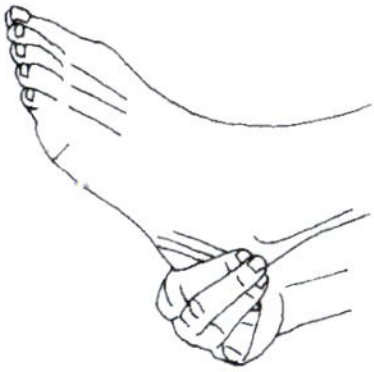
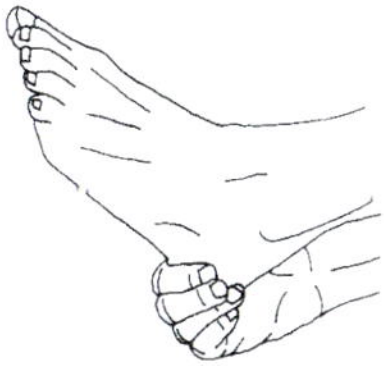

Fußinnenseite

Kreisen um einen Punkt

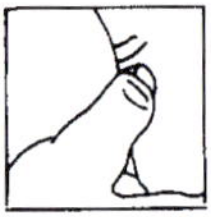

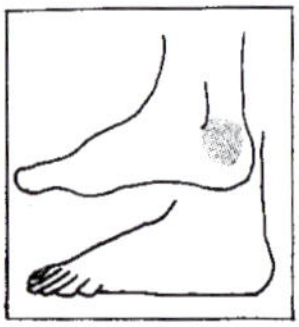

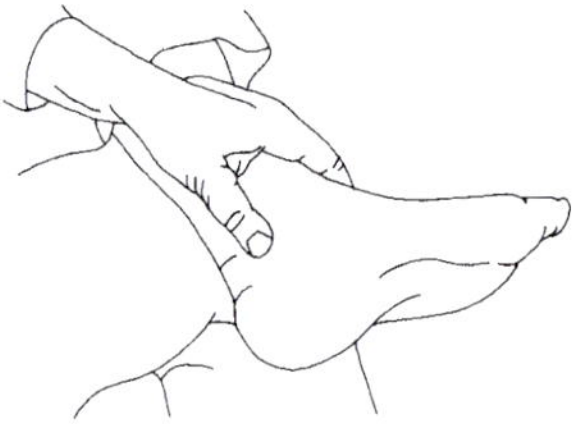

Nehmen Sie den Fuß, wie gezeigt. Beim *Kreisen um einen Punkt* üben Sie mit der Daumenkuppe Druck aus. Beschreiben Sie mit der großen Zehe Kreise in der Luft, und zwar erst im, dann gegen den Uhrzeigersinn. Setzen Sie den Daumen wieder neu an, und wiederholen Sie die Übung. Verändern Sie den Druck, indem Sie gegen die Finger ziehen.

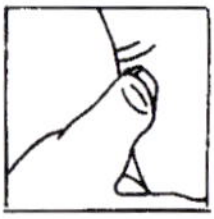

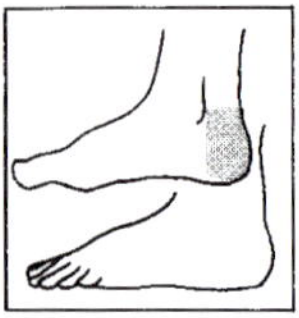

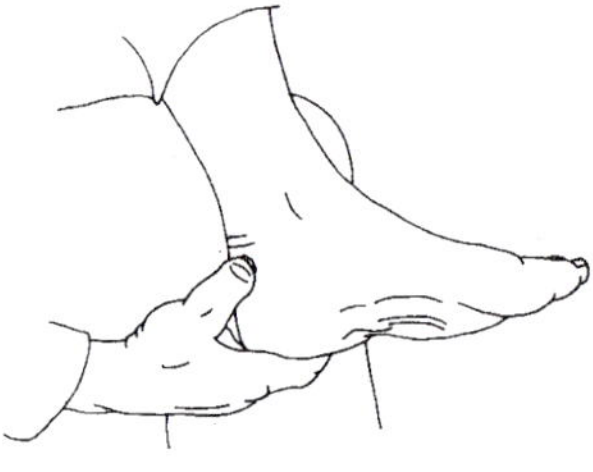

Die Ferse ruht auf den Fingern. Bei dieser Form *des Kreisens um einen Punkt* üben

Sie mit dem Daumen»eck« Druck aus. Bewegen Sie den Fuß zuerst im Sinne des Uhrzeigers, dann in der Gegenrichtung. Setzen Sie den Daumen neu an, und wiederholen Sie das Ganze. Lockern oder verstärken Sie den Griff, um den Druck zu verändern.

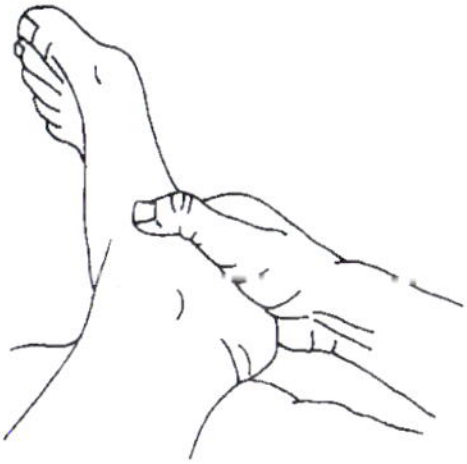

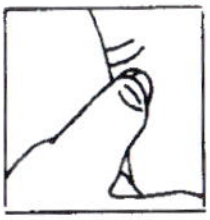

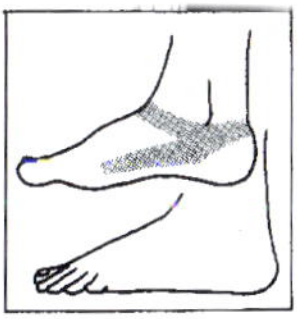

Nehmen Sie den Fuß mit der Arbeitshand, und üben Sie mit dem Daumen»eck« Druck aus, indem Sie mit dem Fuß zuerst im Sinne des Uhrzeigers, dann entgegengesetzt *kreisen*. Korrigieren Sie den Griff, und wiederholen Sie dies. Lockern oder verstärken Sie den Griff, um den Druck zu verändern.

Üben Sie in der dargestellten Handhaltung mit dem Daumen»eck« Druck auf die Ferse aus. Kreisen Sie dabei mit dem Fuß zuerst im Uhrzeigersinn, dann in der Gegenrichtung. Setzen Sie den Daumen neu an, und wiederholen Sie den Vorgang. Lockern oder verstärken Sie den Griff, um den Druck zu verändern.

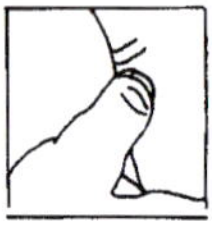

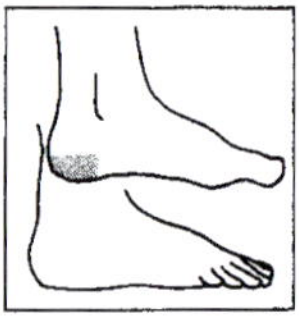

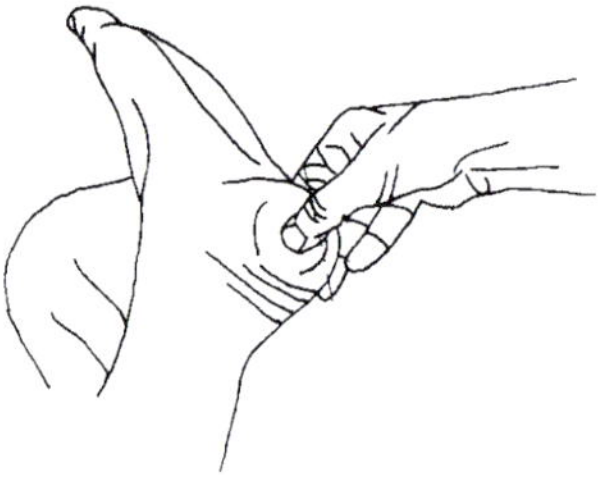

Fußinnen- und -außenseite

Kreisen um einen Punkt

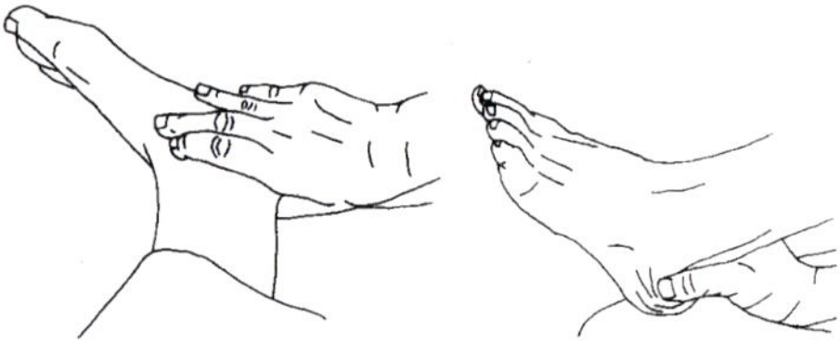

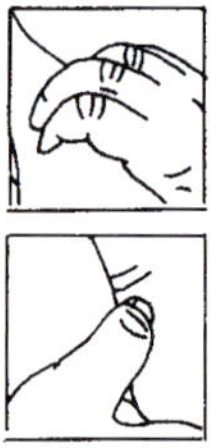

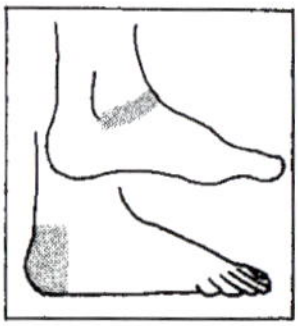

Nehmen Sie den Fuß wie gezeigt; bei diesem Kreisen um einen Punkt üben eine Fingerspitze und das Daumen»eck« Druck aus. Bewegen Sie den Fuß zuerst im Sinne des Uhrzeigers, dann in der Gegenrichtung. Korrigieren Sie den Griff, und wiederholen Sie das Kreisen, verstärken oder lockern Sie ihn dabei, um den Druck zu verändern.

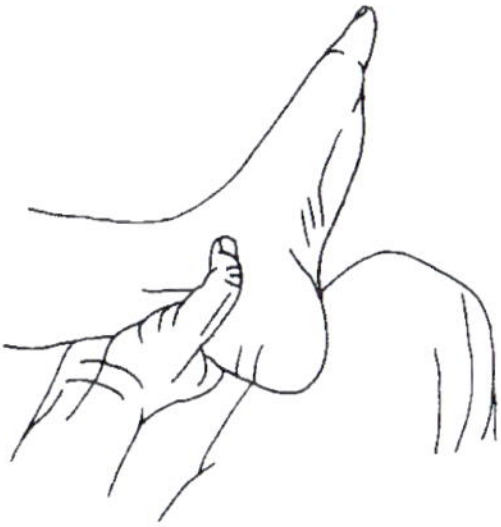

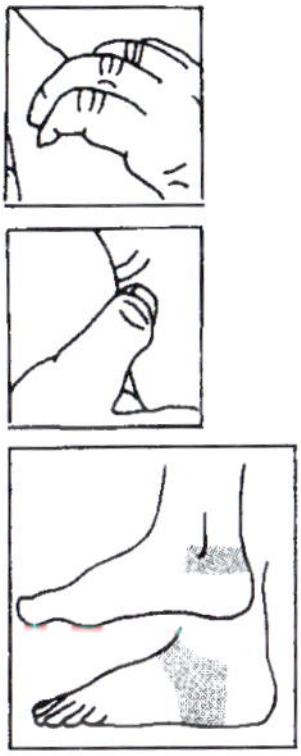

Umfassen Sie den Fuß entsprechend der Abbildung, und wenden Sie dieselbe Technik wie oben an. Wie dort variiert der Druck von Daumen»eck« und Fingerspitze durch Lockern oder Verstärken des Griffs.

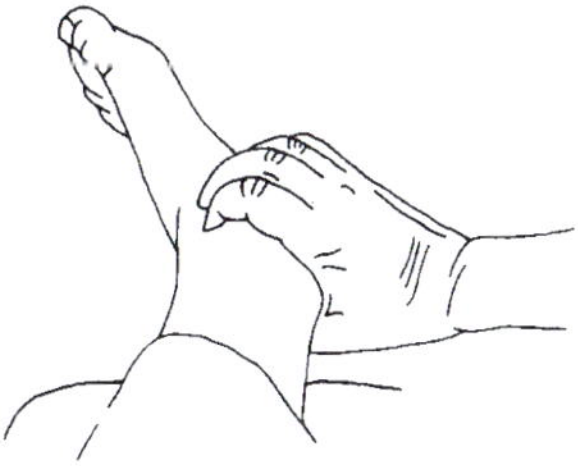

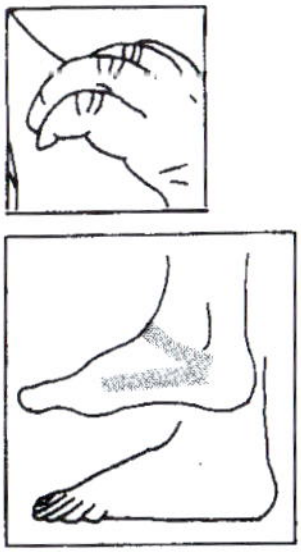

Umgreifen Sie den Fuß. Bei diesem *Kreisen um einen Punkt* übt nur eine Fingerspitze Druck aus. Beschreiben Sie mit der großen Zehe Kreise in der Luft, indem Sie den Fuß zuerst mit, dann gegen den Uhrzeigersinn bewegen. Setzen Sie den Finger neu an, und wiederholen Sie den Ablauf. Eine Druckveränderung entsteht durch Verstärken oder Lockern des Griffs.

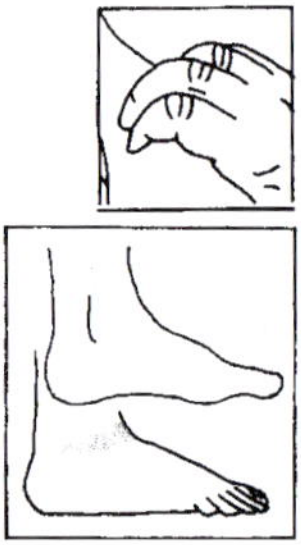

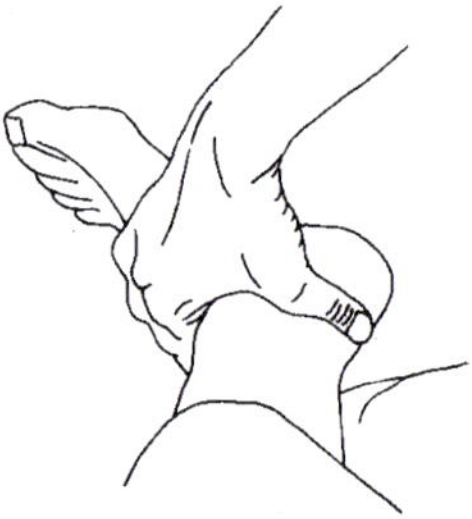

Umfassen Sie den Fuß von vorne. Auch hier übt eine Fingerspitze Druck aus. Bewegen Sie den Fuß zuerst im, dann gegen den Uhrzeigersinn. Korrigieren Sie die Stellung, und wiederholen Sie den Vorgang. Verstärken oder lockern Sie den Griff, um den Druck zu variieren.

Fußinnenseite

Golfball

Anmerkung: Beobachten Sie Ihre eigene Reaktion auf den auf die harte Oberfläche des Golfballs ausgeübten Druck, und richten Sie dessen Stärke nach seiner Verträglichkeit. Der Druck darf keinesfalls so stark sein, dass er Sie schmerzt.

Nehmen Sie den Golfball in die hohle Arbeitshand. Die große Zehe ist zwischen den Fingern der

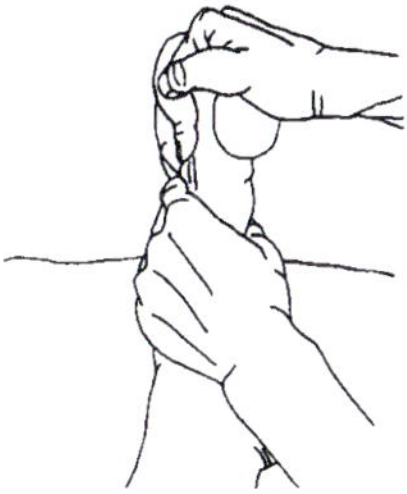

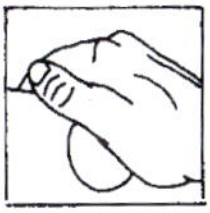

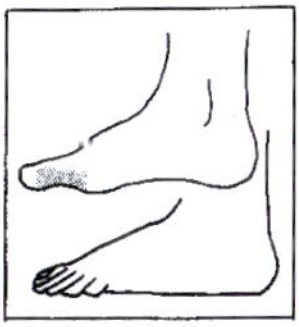

Arbeitshand um den Golfball »gefangen«. Rollen Sie den Golfball mehrmals am Zehenrand entlang. Die Stärke des Drucks lässt sich durch den Griff der Arbeitshand variieren.

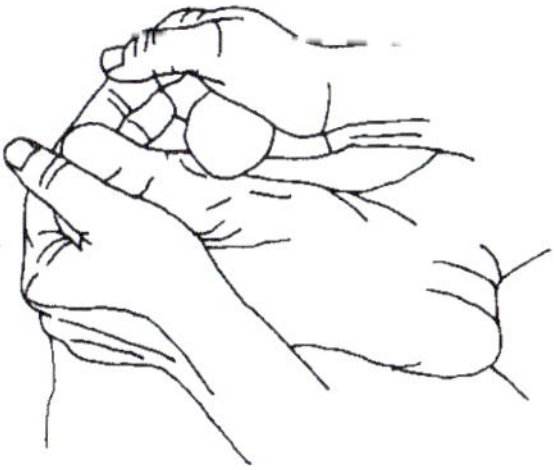

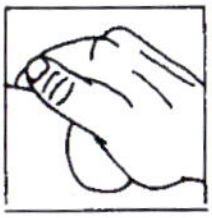

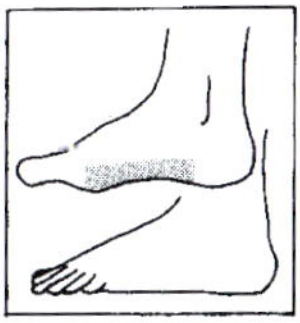

Nehmen Sie den Golfball in die hohle Arbeitshand, deren Finger ruhen auf dem Fußrücken. Rollen Sie den Golfball so mehrmals den Fußrand entlang.

Variante: Rollen Sie den Golfball mit der anderen Hand.

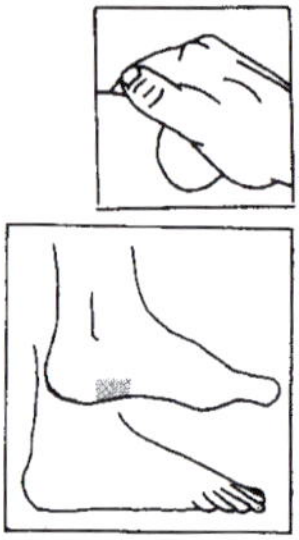
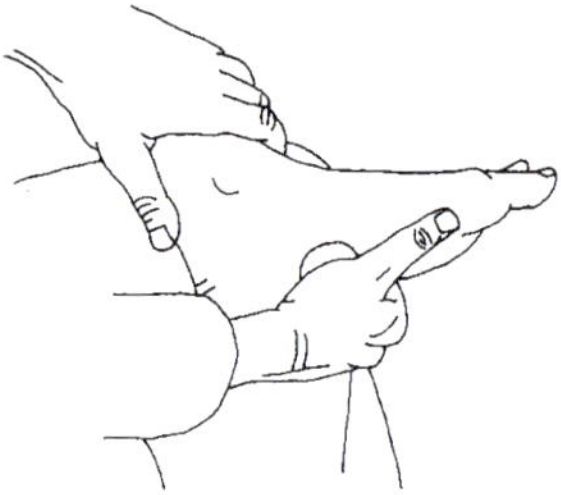

Nehmen Sie den Golfball in die hohle Arbeitshand. Die Finger der Arbeitshand ruhen am äußeren Fußrand. Rollen Sie den Golfball so mehrmals den inneren Fußrand entlang.

Variante: Versuchen Sie dasselbe mit der anderen Hand.

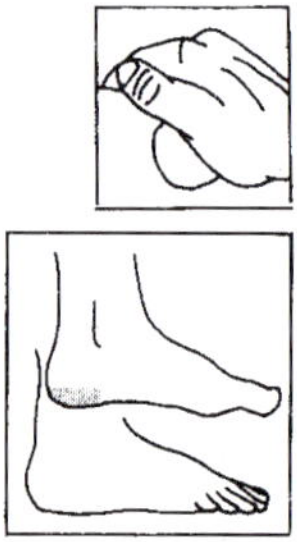
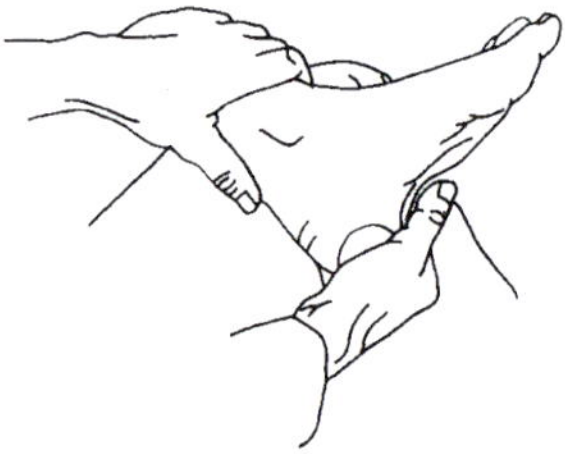

Nehmen Sie den Golfball in die Arbeitshand, deren Finger am äußeren Fersenrand ruhen. Rollen Sie den Golfball mehrmals am inneren Fersenrand entlang.

Variante: Führen Sie den Golfball mit der anderen Hand.

c. Handreflexzonentherapie – praktische Anwendung

Handfläche

Daumengang

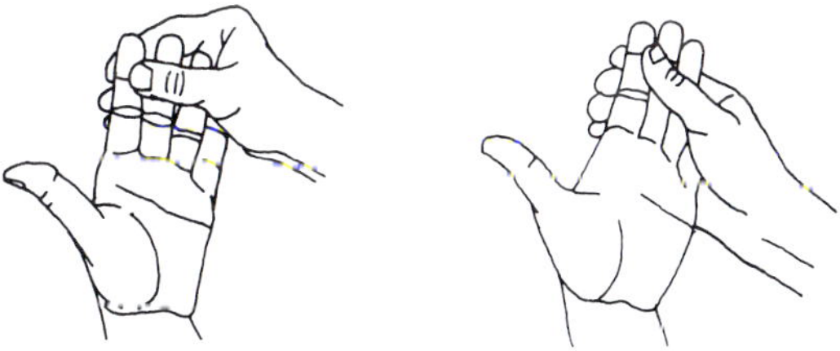

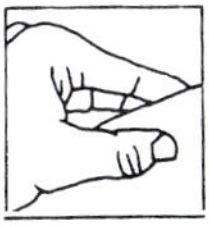

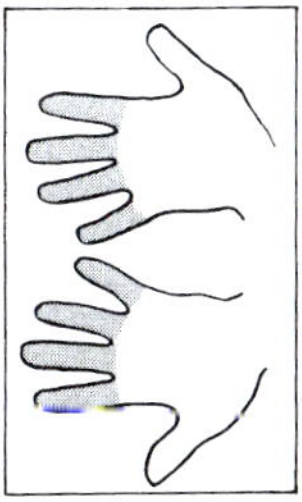

Legen Sie den zu bearbeitenden Finger an die vier Finger der Arbeitshand, und behandeln Sie den ganzen Finger mehrmals mit Hilfe des *Daumengangs*. Wichtig sind dabei vor allem die Gelenke.

Variante: Für die Arbeit rund um ein Gelenk ist diese Technik besonders wirkungsvoll.

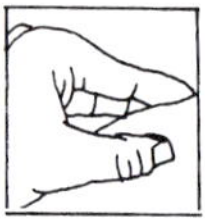

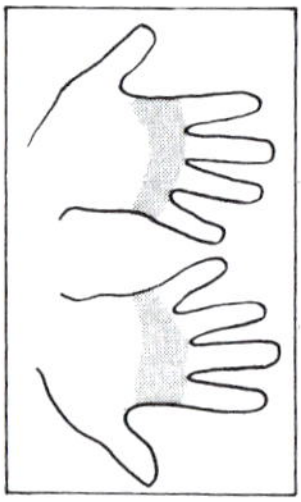

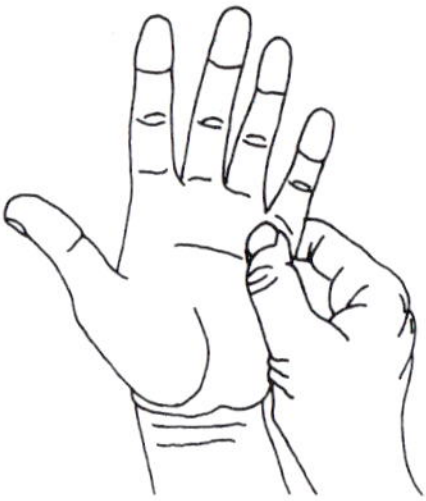

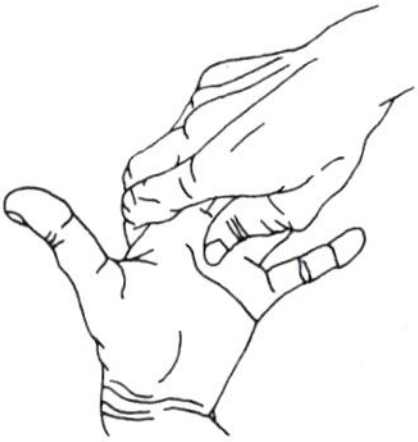

Legen Sie die Finger der Arbeitshand an den Rücken der zu bearbeitenden Hand. »Gehen« Sie dann mit dem Daumen (Daumengang) durch die Furchen, die die Mittelhandknochen in der Handfläche bilden. Biegen Sie die Finger der zu bearbeitenden Hand etwas nach hinten, um die Furchen deutlicher hervortreten zu lassen und die Muskeln ein wenig zu straffen (die Hand soll nicht fleischig-dick sein).

Variante: ↓ ←

Die Finger der Arbeitshand liegen am Rücken der zu behandelnden Hand. Bearbeiten Sie das Gebiet mit der Technik des *Daumengangs*. Da dieser Bereich der Hand eher fleischig ist, erleichtert es die Anwendung, wenn Sie die Finger etwas zurückbiegen, um eine festere Arbeitsfläche zu erhalten.

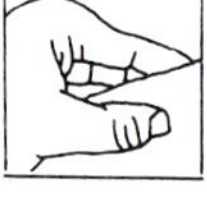

Variante: ↓

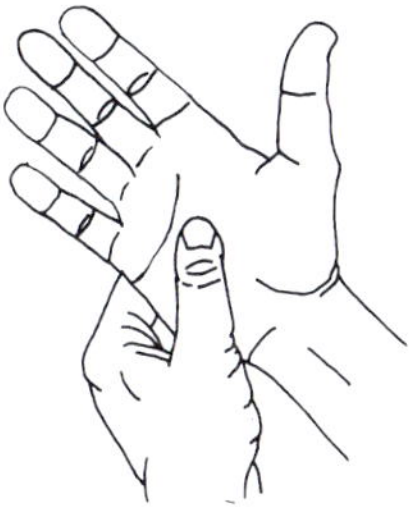
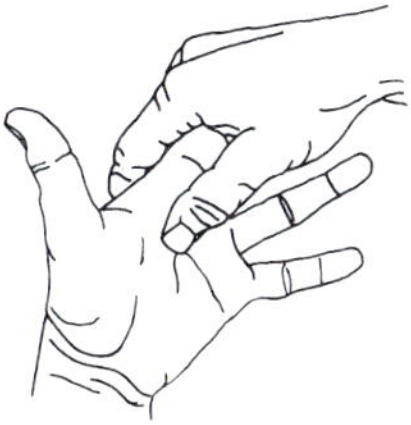
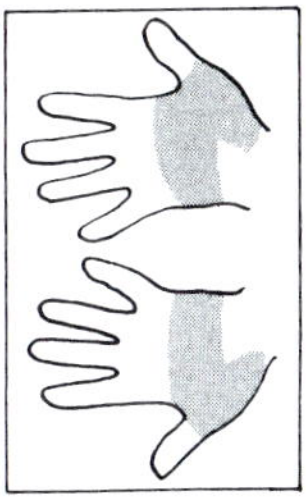
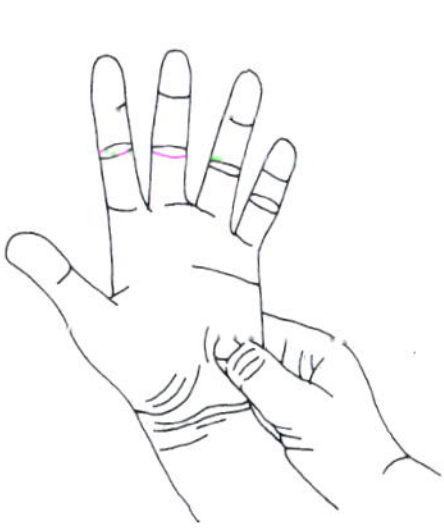
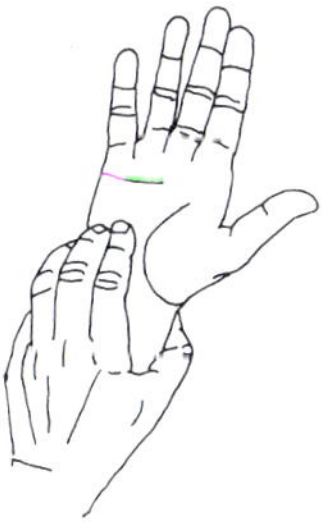
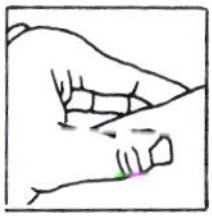
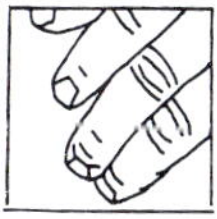
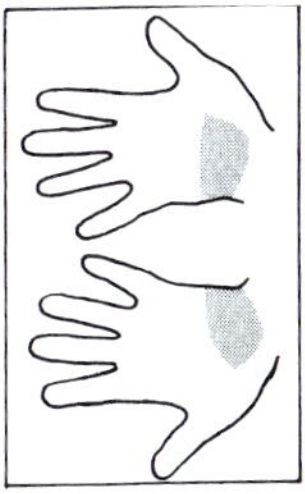

Die Finger der Arbeitshand liegen am unteren Teil des anderen Handrückens. Bearbeiten Sie das gesamte Gebiet mit Hilfe des *Daumengangs.*

Variante: *Fingergang*. Umfassen Sie dabei wegen der Hebelwirkung das Handgelenk.

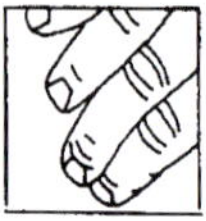

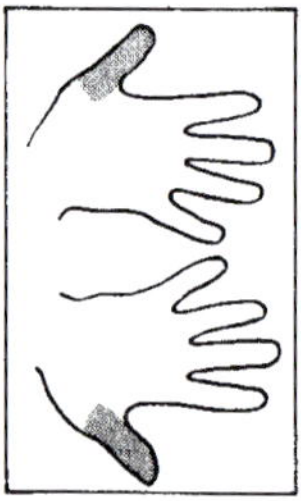

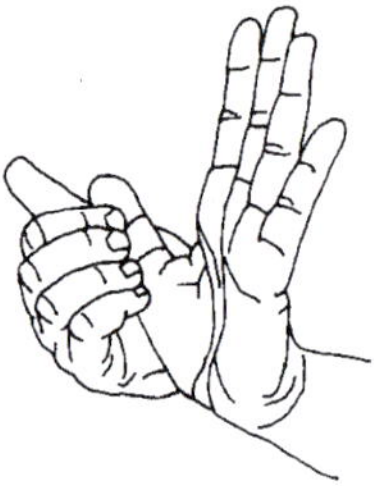

Der zu bearbeitende Daumen ruht in der Handfläche der Arbeitshand. Behandeln Sie seine ganze Handflächenseite mehrmals mit Hilfe des *Fingergangs*.

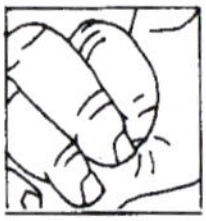

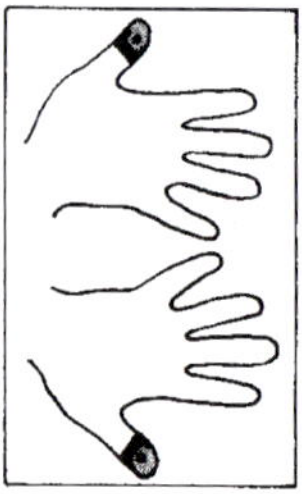

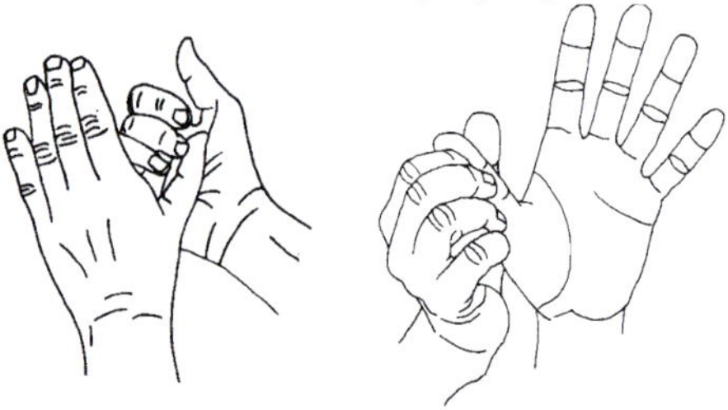

Der zu bearbeitende Daumen liegt in der Handfläche der Arbeitshand. Setzen Sie die Spitze des Zeige- oder des Mittelfingers auf das zu behandelnde Gebiet, und üben Sie durch den *Einzelfingergriff* wechselnden Druck aus. Vorsicht bei längeren Fingernägeln! Widerholen Sie den Vorgang mehrfach, korrigieren Sie dabei aber jedes Mal die Stellung des Arbeitsfingers.

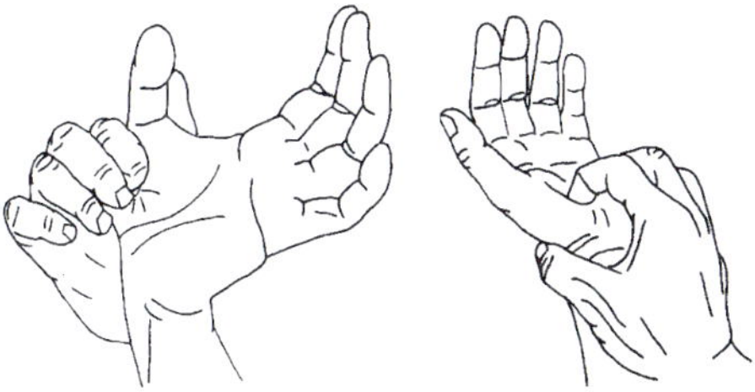

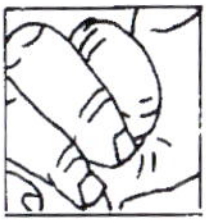

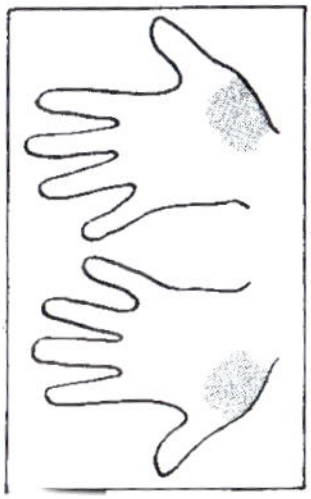

Die zu bearbeitende Hand ruht in der Handfläche der Arbeitshand. Im Sinne der *Einzelfingergrifftechnik* übt die Spitze des Zeigefingers wechselnden Druck aus. Vorsicht mit den Fingernägeln! Setzen Sie den Arbeitsfinger neu an, und wiederholen Sie den Ablauf.

Variante: Greifen Sie die zu bearbeitende Hand am Gelenk.

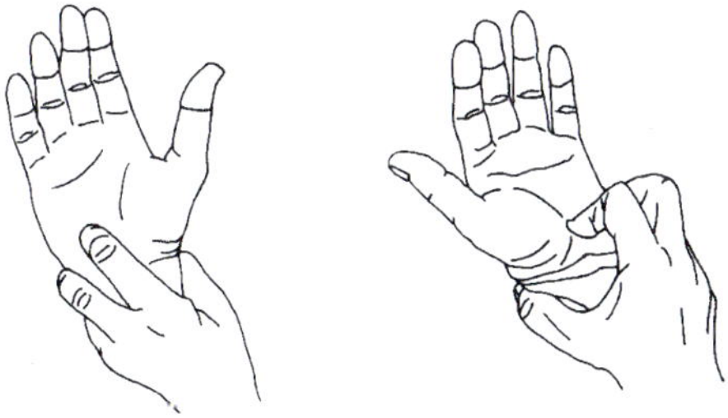

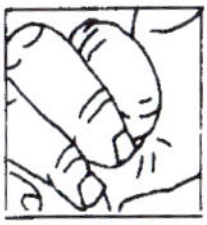

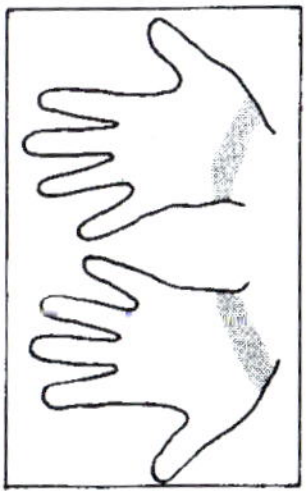

Nehmen Sie das Handgelenk, wie gezeigt, und üben Sie mit der Zeigefingerspitze Druck auf das zu bearbeitende Gebiet aus.

Durch die *Einzelfingergrifftechnik* erzeugen Sie wechselnden Druck. Achtung auf die Fingernägel! Setzen Sie den Arbeitsfinger neu an, und wiederholen Sie die Behandlung.

Mehrfingergriff

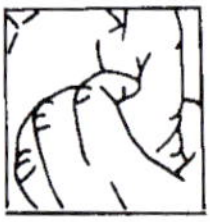

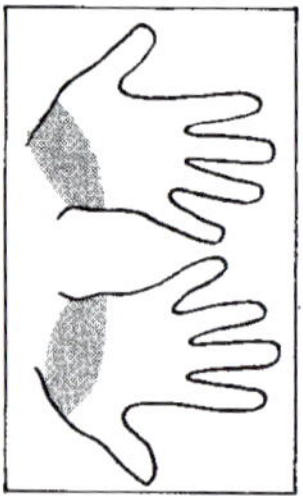

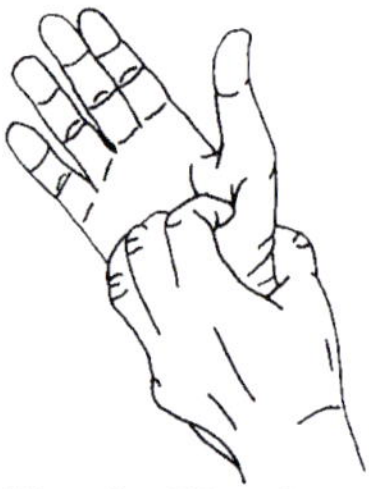

Halten Sie die Hände so, dass die Fingerspitzen der Arbeitshand die Ballenregion unterhalb des Daumens behandeln können. (Der Ballen der Arbeitshand liegt am Handgelenk an und sorgt für die Hebelwirkung.) Bearbeiten Sie nun diese fleischigen Teile der Hand mit Hilfe des *Mehrfingergriffs*. Vorsicht mit den Fingernägeln! Setzen Sie die Arbeitsfinger neu an, und wiederholen Sie den Vorgang.

Legen Sie den Ballen der Arbeitshand an das Handgelenk der anderen Hand. Zur Hebelwirkung schmiegen Sie den Daumen um das Gelenk. Bearbeiten Sie

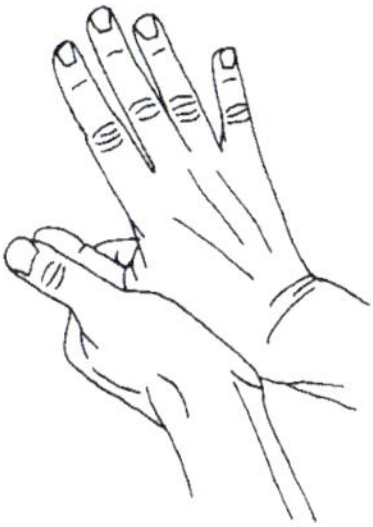
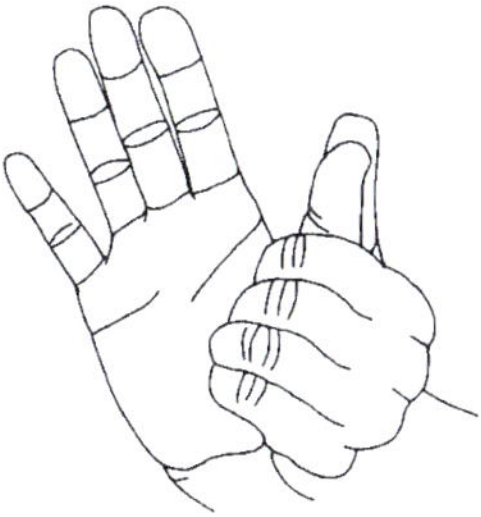
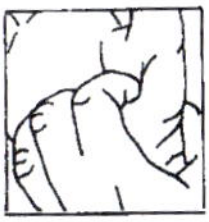
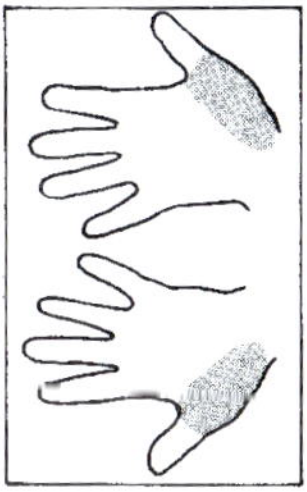

nun mit den Fingerspitzen *(Mehrfingergriff)* die Daumenballenregion. Vorsicht mit den Fingernägeln! Setzen Sie die Arbeitsfinger neu an, und wiederholen Sie den Ablauf.

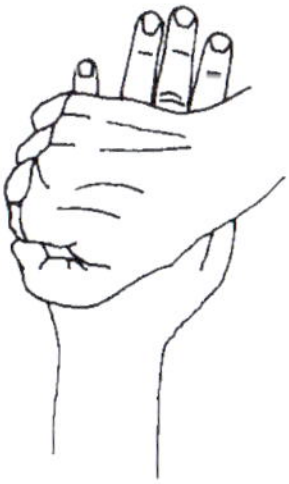
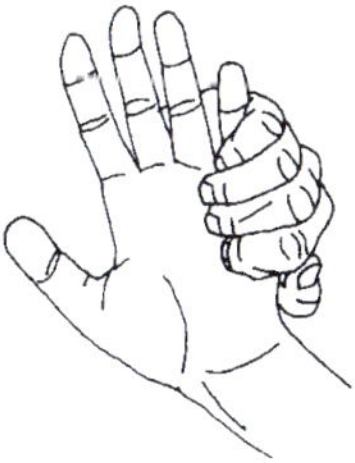
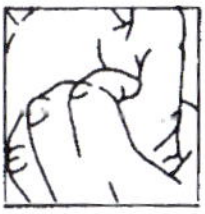
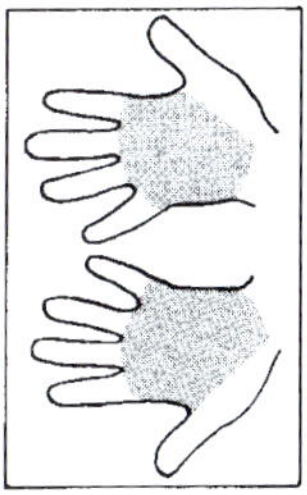

Halten Sie den Ballen der Arbeitshand am Rücken der anderen Hand, unterhalb des kleinen Fingers. Bearbeiten Sie mit den Fingerspitzen die Innenfläche dieser Hand; dazu dient der *Mehrfingergriff*. (Achtung: Fingernägel!) Setzen Sie die Arbeitsfinger neu an, und wiederholen Sie den Vorgang.

Verschiedene Techniken

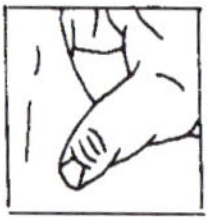

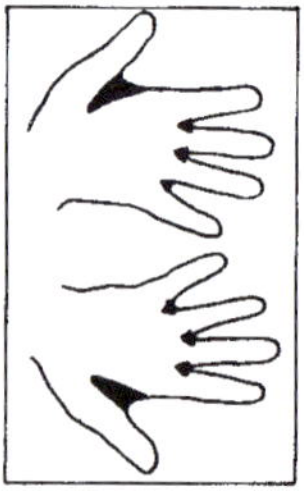

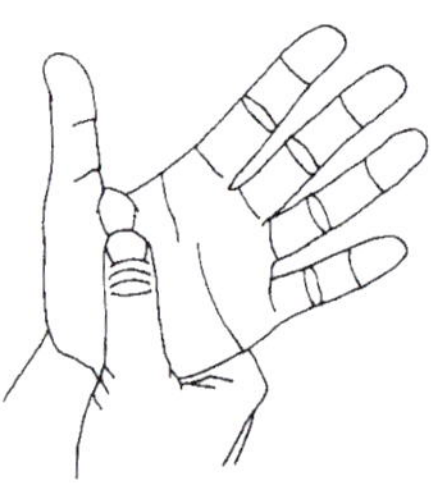

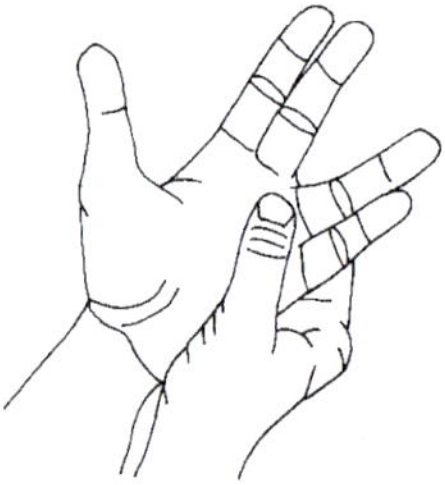

Umfassen Sie die Hand so, als wollten Sie die Haut zwischen den einzelnen Fingern mit dem Daumen und dem Zeigefinger der Arbeitshand kneifen, benutzen Sie aber den *Daumengang*. Wiederholen Sie den gesamten Ablauf mehrmals. (Vorsicht mit den Fingernägeln!)

Variante: *Kneifen.*

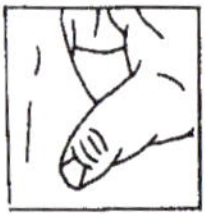

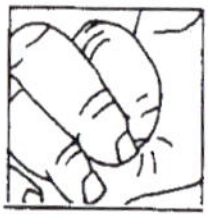

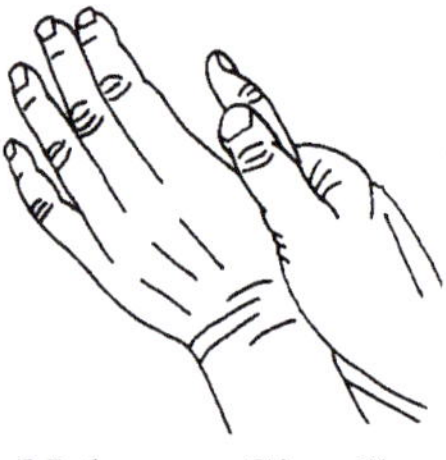

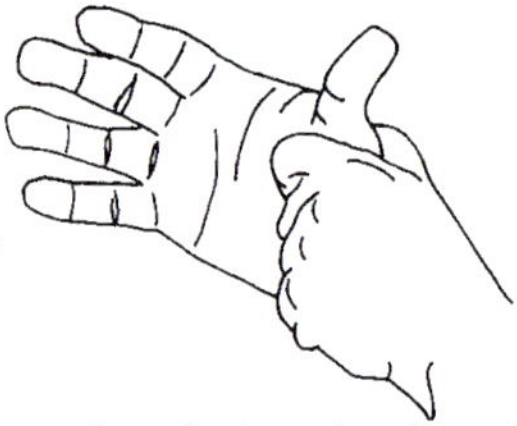

Nehmen Sie die zu bearbeitende Hand zwischen Daumen und Zeigefinger der Ar-

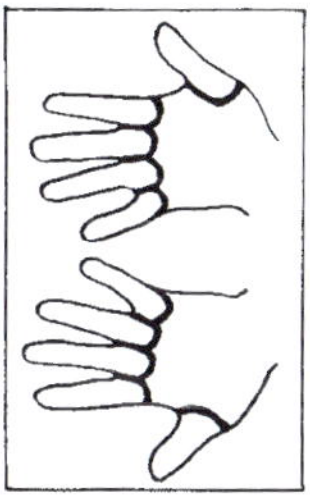

beitshand. Das zweite Gelenk des Zeigefingers bildet den Kontaktpunkt. Benutzen Sie den Daumen als Stütze und zur Hebelwirkung und das Gelenk des (abgebogenen) Zeigefingers als Arbeitsgelenk. Platzieren Sie den Zeigefinger unterhalb des Daumengelenks. Lassen Sie die Arbeitshand vorwärts und rückwärts kreisen, und bohren Sie den Zeigefinger gleichsam in das Gelenk.

Variante: *Einzelfingergriff.*

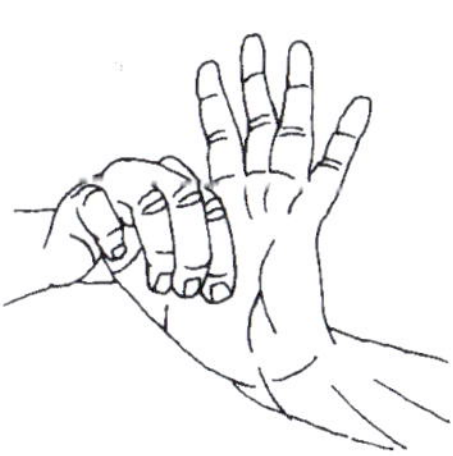

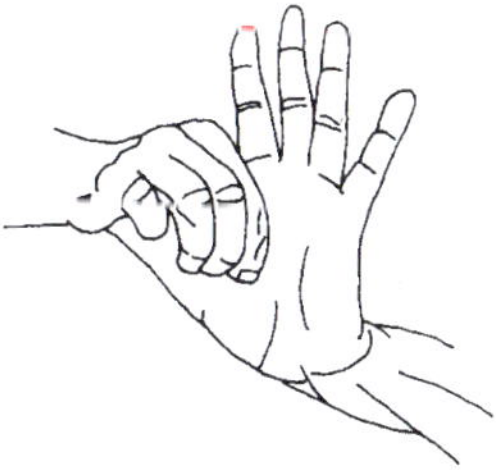

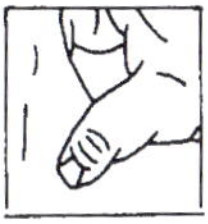

Legen Sie Daumen und Finger der Arbeitshand auf die Haut zwischen dem Daumen und dem Zeigefinger der anderen Hand. *Kneifen* Sie nun den Daumen und einen Finger der Arbeitshand zusammen. Die Spitze des Fingers kann größeren Druck ausüben als die Daumenspitze, die eher als Stütze gedacht ist.

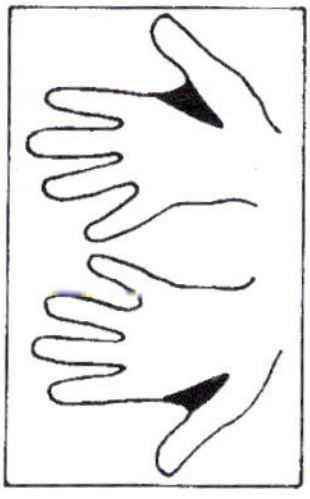

Variante: *Fingergang.*

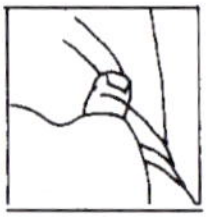
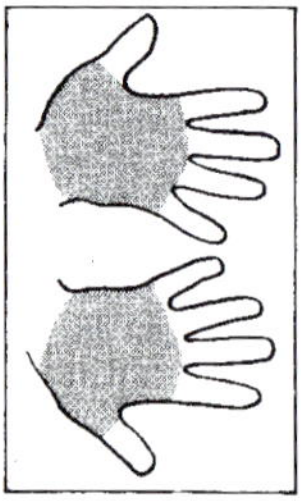
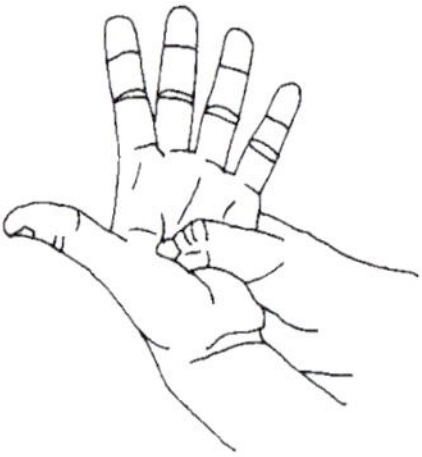
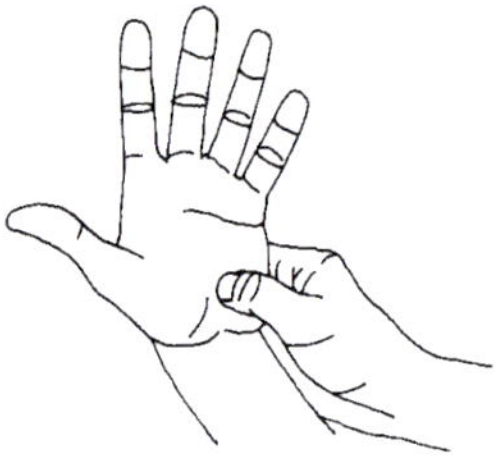

Nehmen Sie die Hand, setzen Sie den Daumen auf die Handfläche und die Finger an den Handrücken (als wollten Sie die Hand kneifen). Versuchen Sie mit Hilfe des *Kneifens* Daumen und Finger zusammenzudrücken. Erzeugen Sie durch »Pump«bewegungen wechselnden Druck, wobei der Daumen mehr Druck ausübt als die Finger. Vorsicht mit den Fingernägeln!

Variante: *Daumengang.*

Handrücken

Kneifen

Nehmen Sie die Haut zwischen dem Daumen und dem Zeigefinger der zu behandelnden Hand so, dass Sie mit dem Daumen und einem Finger der Arbeitshand nach der *Kneiftechnik* durch Zusammenpressen der beiden Finger Druck ausüben. Vorsicht mit den Fingernägeln! Die Daumenspitze übt größeren

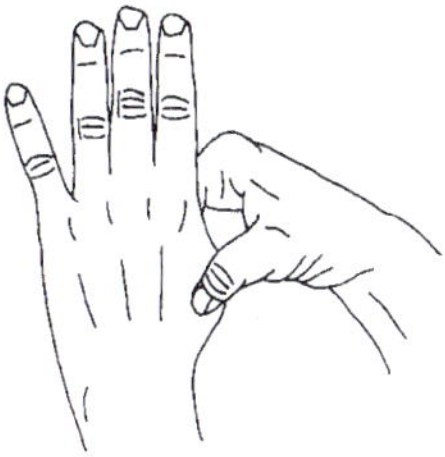

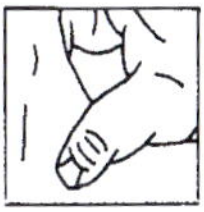

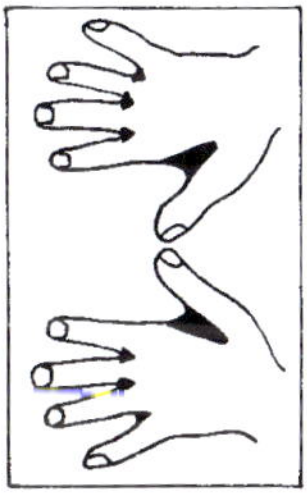

Druck aus als die Fingerspitze, die als Stütze verwendet wird.

Variante: Erzeugen Sie wechselnden Tiefendruck durch »Pump«bewegungen von Daumen und Finger.

Variante: *Daumengang.*

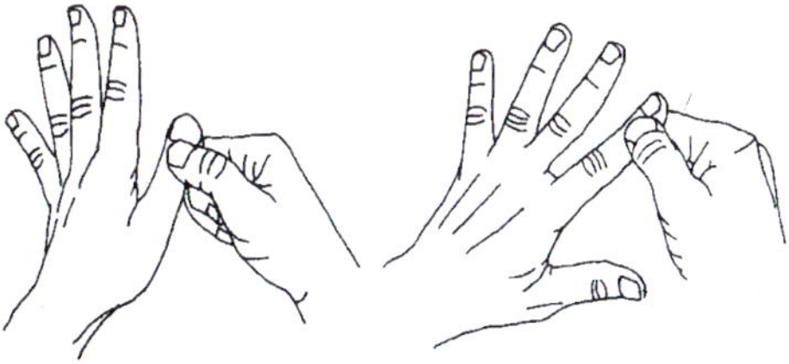

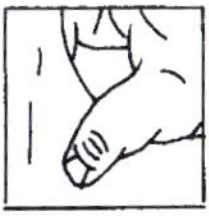

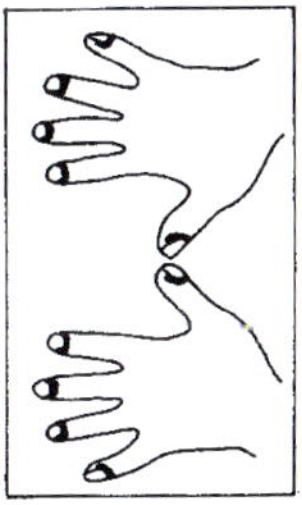

Platzieren Sie den zu bearbeitenden Daumen und danach alle übrigen Finger jeweils zwischen Zeigefinger (zweites Glied) und Daumen. Üben Sie durch das *Kneifen* Druck aus, indem Sie Daumen und Zeigefinger zusammenpressen.

Daumengang

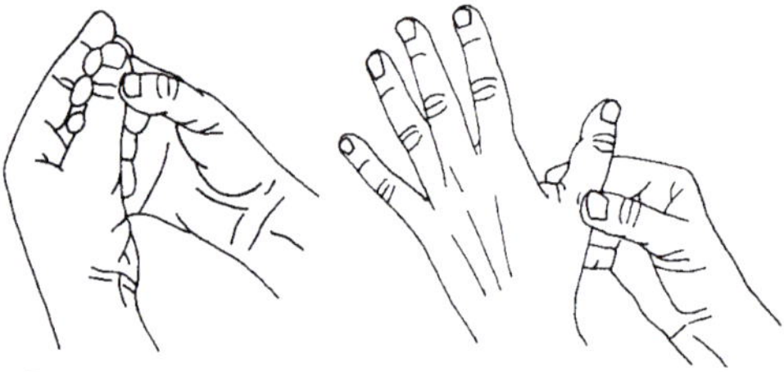

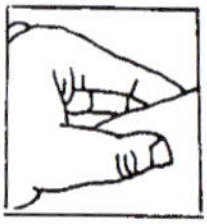

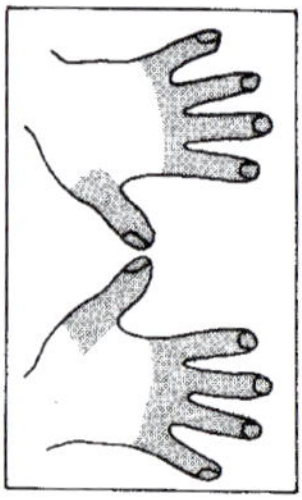

Den *Daumengang* benutzen wir, um die Finger und den Daumen der anderen Hand zu bearbeiten. Die Finger der Arbeitshand bieten Stütze und Hebelwirkung. Zunächst liegt der Daumen der zu bearbeitenden Hand an den vier Fingern der Arbeitshand. Dann bearbeiten wir mit Hilfe des Daumengangs mehrmals den ganzen Daumen einschließlich Nagel und Seiten. Den Gelenken widmen wir besondere Aufmerksamkeit. Danach wechseln wir die Hände und bearbeiten den anderen Daumen ebenso. Schließlich kehren wir zur ursprünglichen Hand zurück und wenden die gleiche Methode auf den Zeigefinger an.

Bearbeiten Sie die Oberseite jedes Fingers, und wechseln Sie dabei immer von einer Hand zur ande-

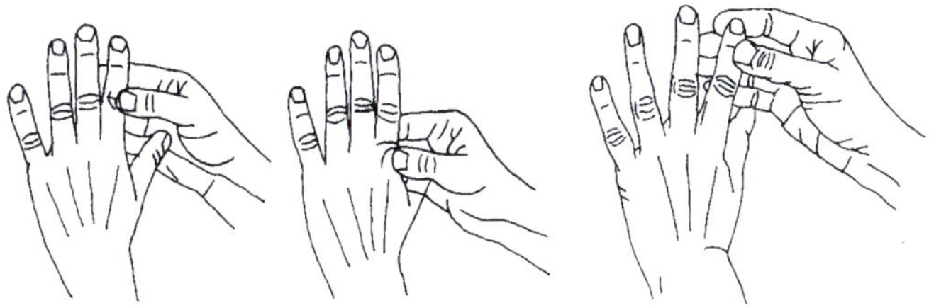

ren. Durch den ständigen Wechsel ermüdet der Arbeitsdaumen nicht so schnell

Verschiedene Techniken

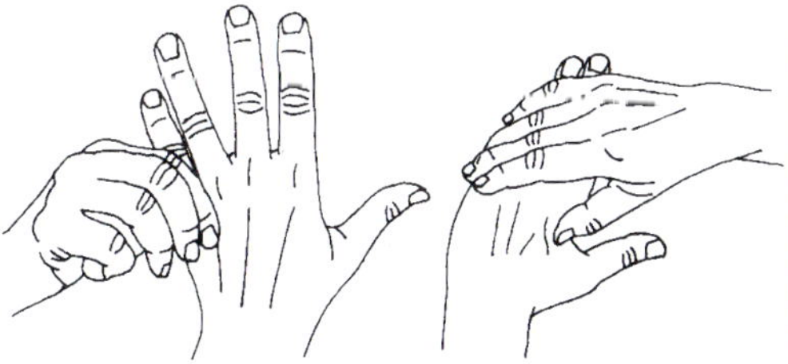

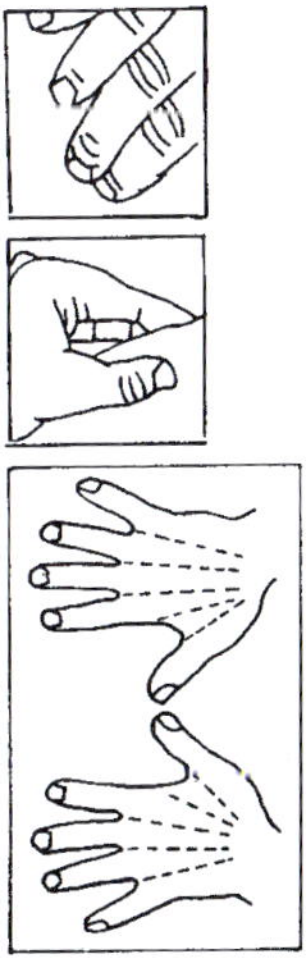

Legen Sie den Daumen der Arbeitshand in die Handfläche der anderen Hand. »Gehen« Sie im *Einzelfingergang* auf dem Handrücken jede der Furchen zwischen zwei Mittelhandknochen auf beiden Seiten hinab: Beginnen Sie an der Fingerbasis, und arbeiten Sie vom dortigen Gelenk bis zum Handgelenk. Die Furche zwischen dem Daumen und dem Zeigefinger ist breiter als die anderen. Führen Sie den *Einzelfingergang* hier daher mehrmals aus, und zwar sowohl an der Zeigefingerseite als auch an der Daumenseite.

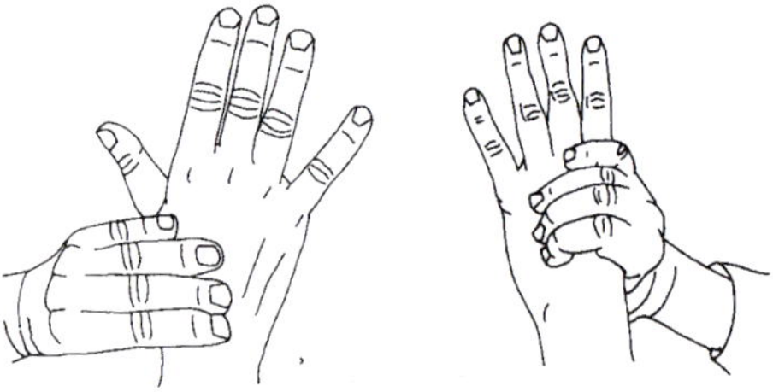

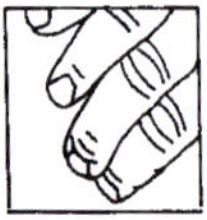

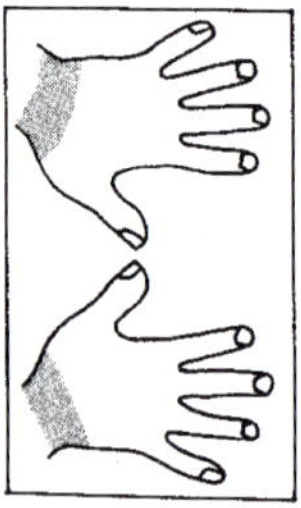

Die zu bearbeitende Hand liegt am Daumen der Arbeitshand an. »Gehen« Sie mit Hilfe des *Einzelfingergangs* mehrmals quer über den Handrücken; das Handgelenk wird ebenfalls mitbehandelt.

Variante: *Mehrfingergang*.

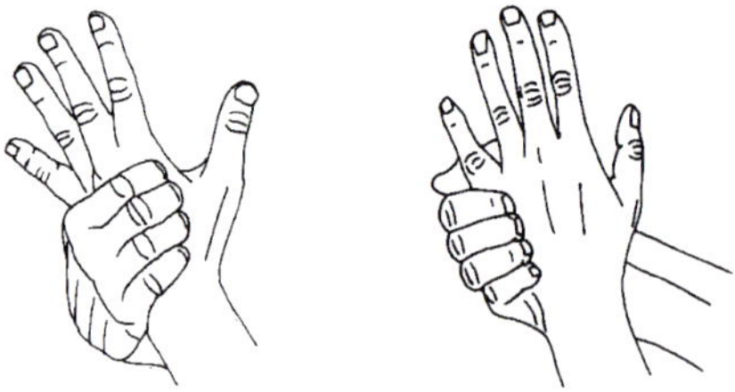

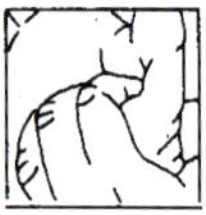

Legen Sie den Ballen der Arbeitshand auf die Handfläche unterhalb des kleinen Fingers. Dadurch entsteht die für diese Technik nötige Hebelwirkung. Setzen Sie die Fingerspitzen in die Furche zwischen dem kleinen und dem Ringfinger. Kreisen Sie mit dem Handgelenk der bearbeitenden Hand, damit die Arbeitsfinger die Furche bearbeiten können. Behandeln Sie die anderen Furchen in gleicher Weise.

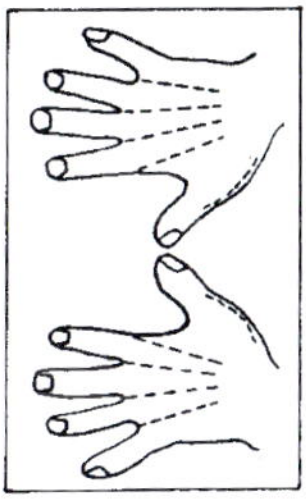

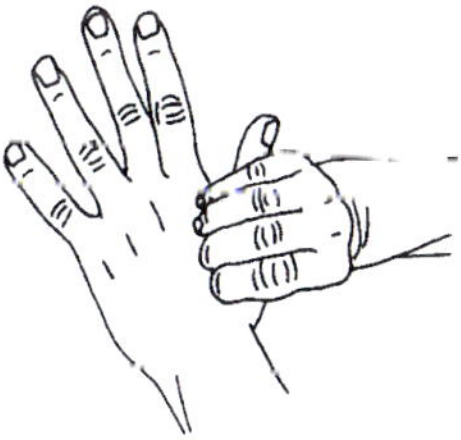

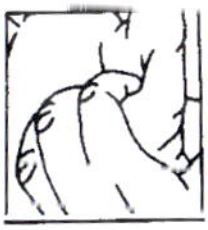

Um auch die andere Seite der Furchen zu bearbeiten, setzen Sie die Arbeitshand neu an, so dass der Handballen jetzt unterhalb des Daumens auf der Handfläche ruht. Sonst wie oben.

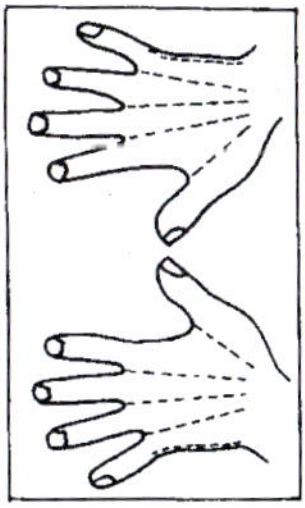

Handseiten

Daumengang, Fingergang

Der zu bearbeitende Daumen liegt an den Fingern der Arbeitshand. »Gehen« Sie im *Daumengang* den

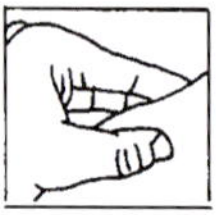

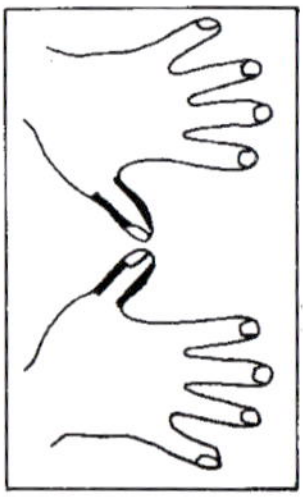

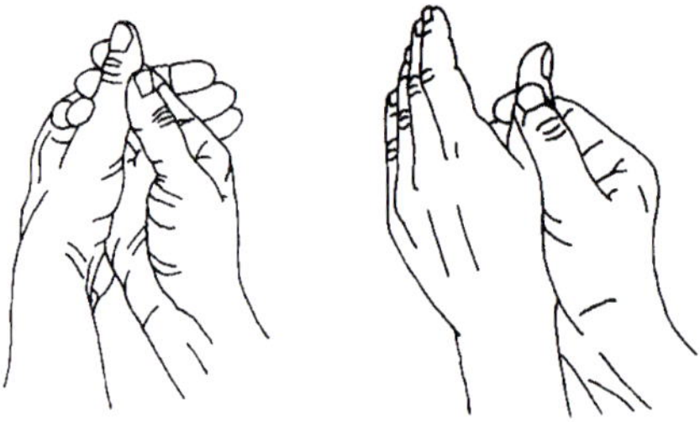

Daumen entlang aufwärts. Setzen Sie den Arbeitsdaumen neu an, und wiederholen Sie den *Daumengang* mehrmals.

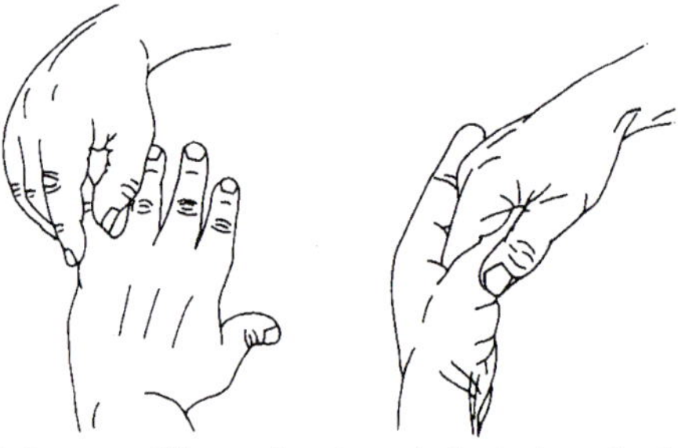

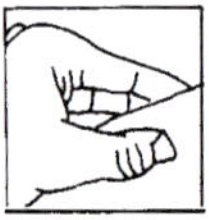

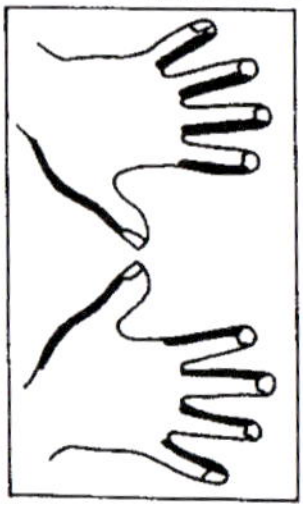

Nehmen Sie mit der Arbeitshand den kleinen Finger der anderen Hand. Der Griff gewährleistet die Hebelwirkung, seine Stärke dient als Kontrolle für die gewünschte Druckintensität. Arbeiten Sie im *Daumengang* den Finger entlang bis zum Beginn des Mittelhandknochens. (Der Daumen muss für den *Gang* frei sein, während die übrige Hand durch den Griff für die Hebelwirkung sorgt.) Verfahren Sie mit den anderen Fingern ebenso.

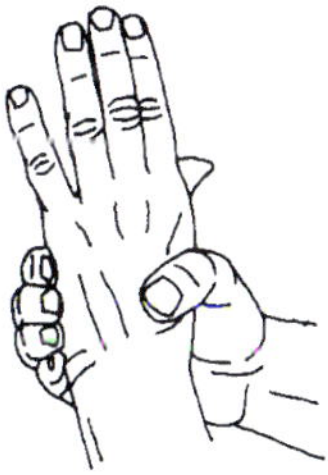

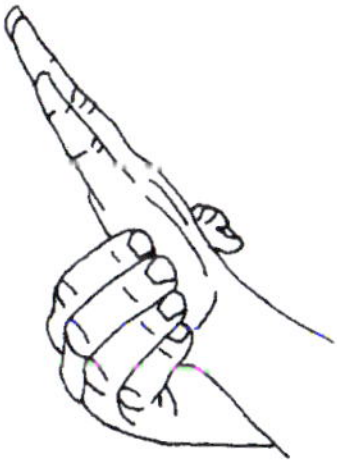

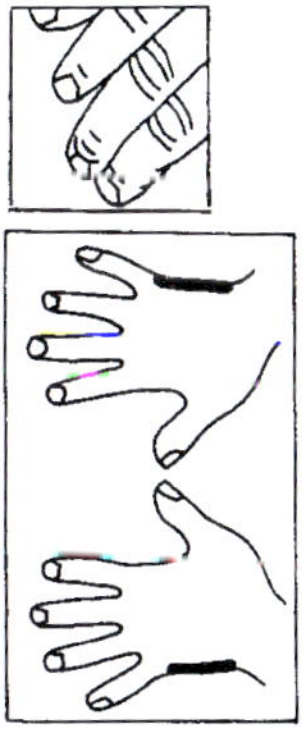

Umfassen Sie die zu bearbeitende Hand. Der Daumen der Arbeitshand sorgt für die Hebelwirkung. Setzen Sie für das angegebene Gebiet den *Mehrfingergang* ein.

Variante: *Einzelfingergang* und *Kreisen um einen Punkt*.

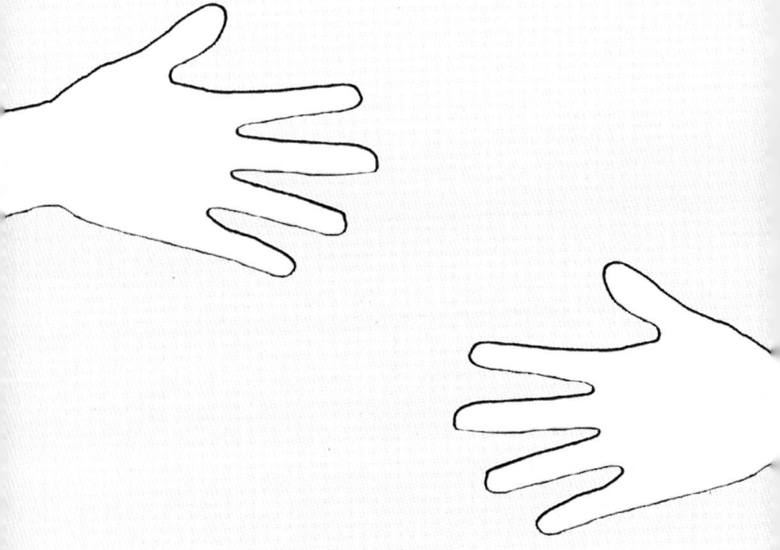

3. Schautafeln

Reflexzonen des Fußes

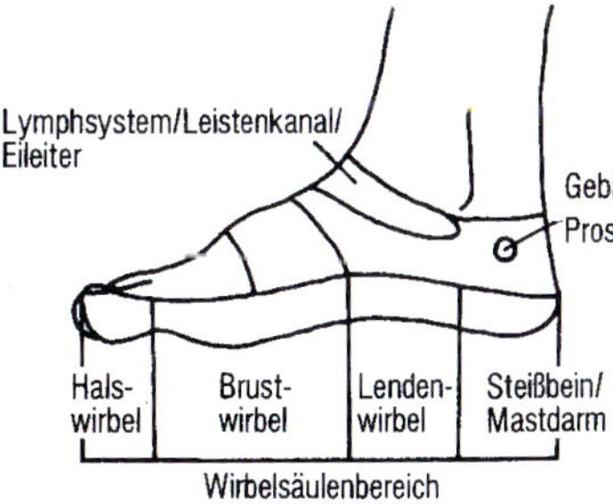

Rechte Innenseite

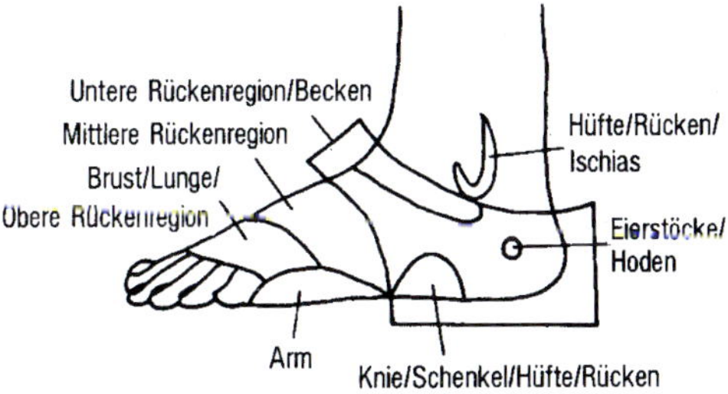

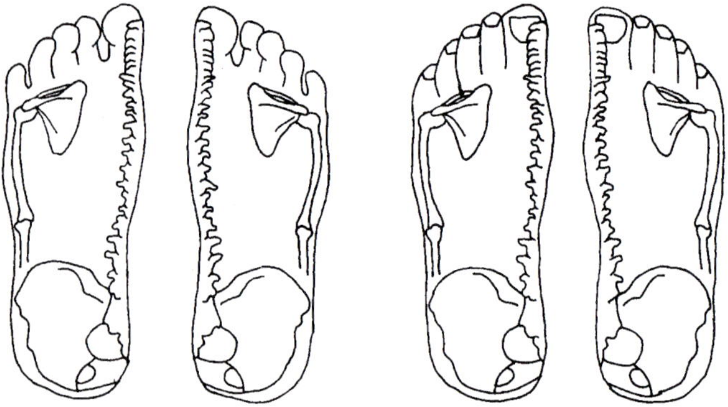

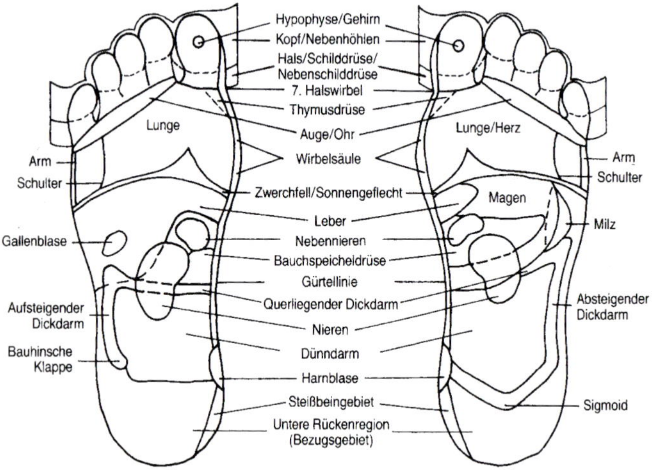

Rechte Fußsohle **Linke Fußsohle**

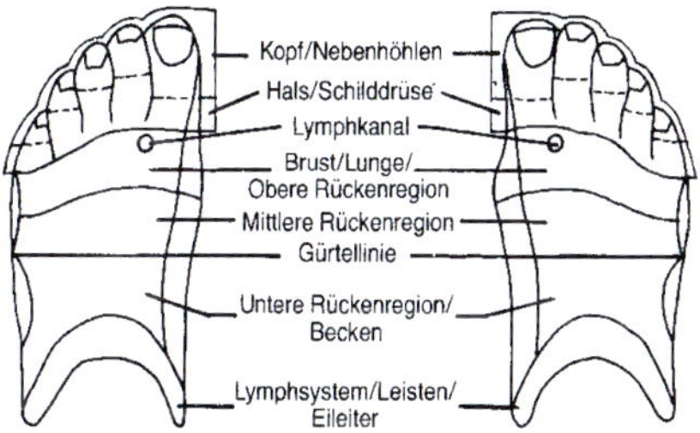

Linker Fußrücken **Rechter Fußrücken**

Reflexzonen der Hand

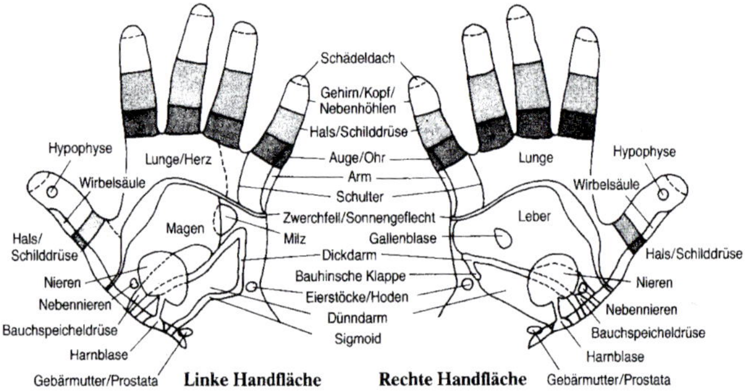

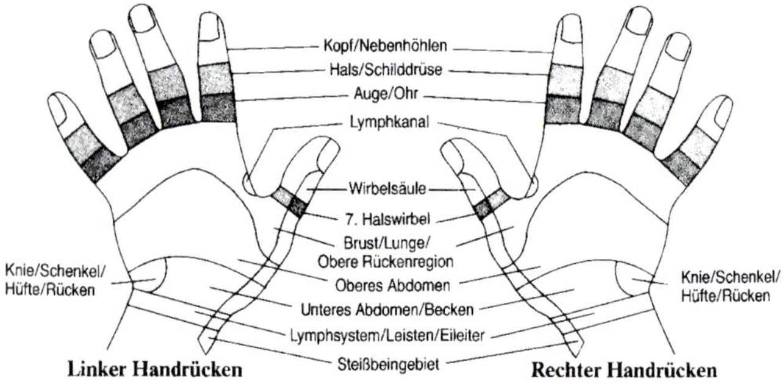

Zoneneinteilung

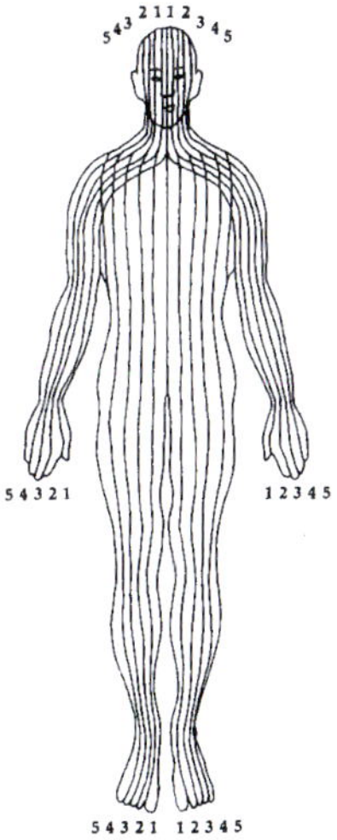

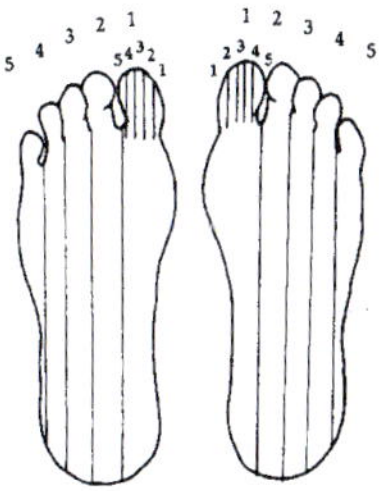

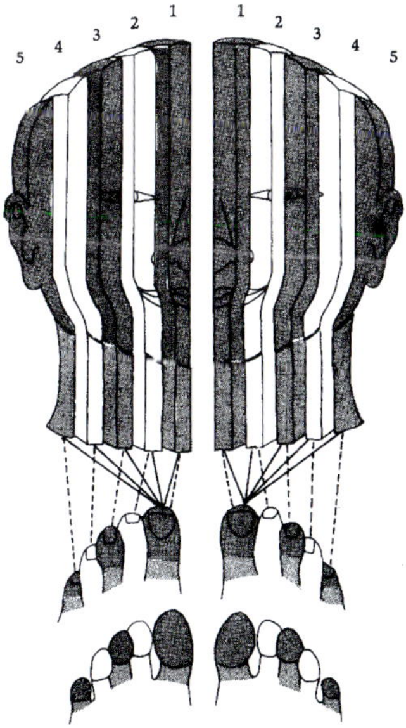

Verzeichnis der Symbole

Grundlegende Techniken

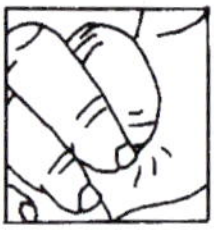

Einzel-
fingergriff
(Seite 15)

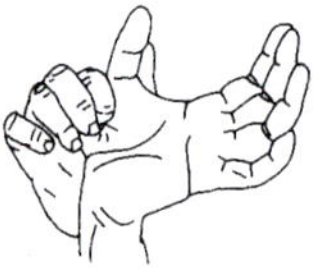

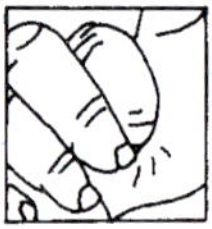

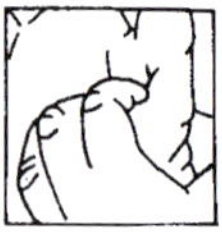

Mehr-
fingergriff
(Seite 17)

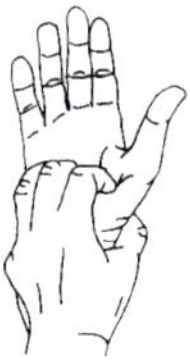

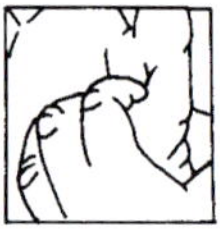

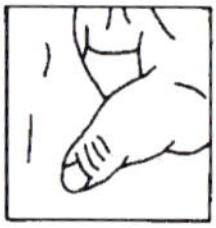

Kneifen
(Seite
17–18)

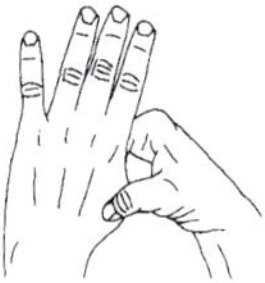

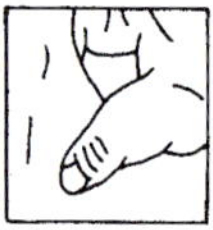

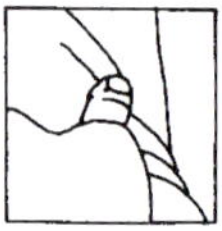

Direkter
Griff
(Seite 18)

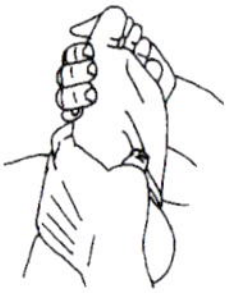

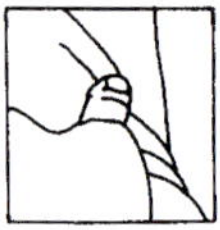

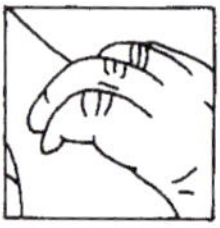

Kreisen
um einen
Punkt:
Finger
(Seite 20)

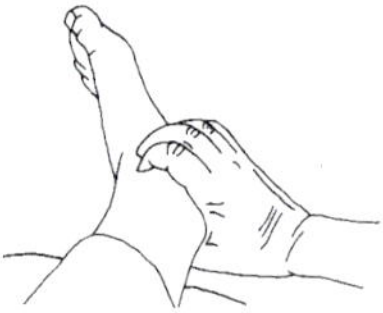

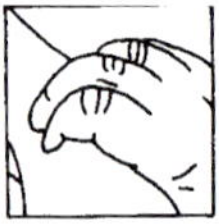

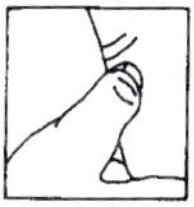

Kreisen
um einen
Punkt:
Daumen
(Seite
21–22)

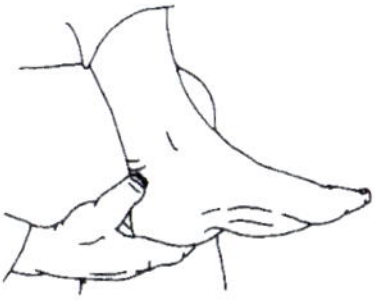

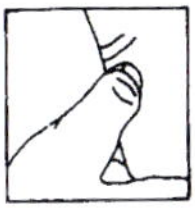

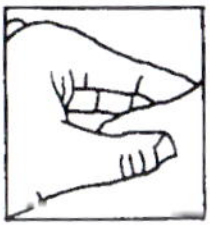

Daumen-
gang
(Seite
23–27)

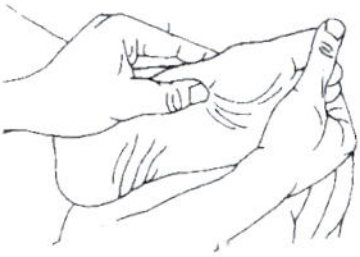

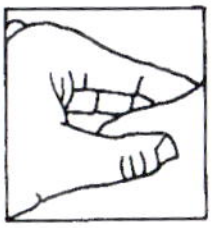

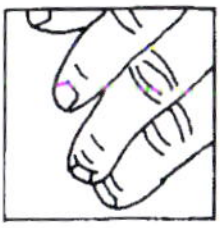

Einzel-
finger-
gang
(Seite
27–28)

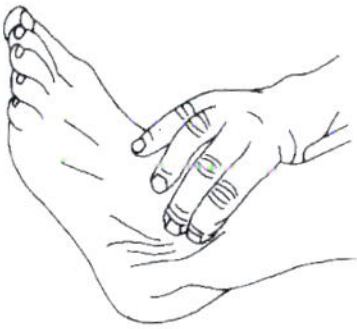

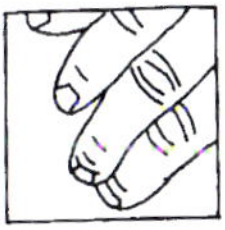

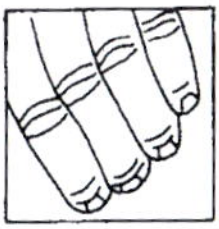

Mehr-
finger-
gang
(Seite 28)

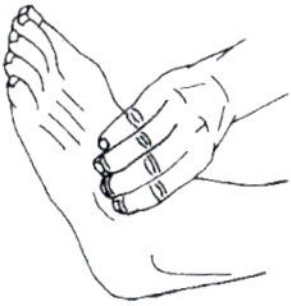

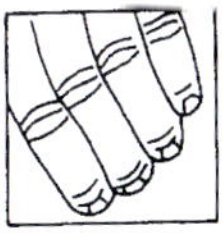

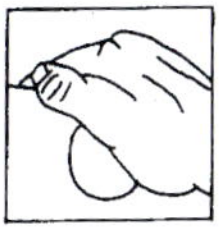

Golfball
(Seite
48–50)

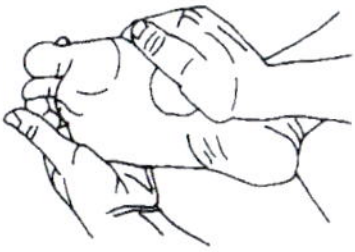

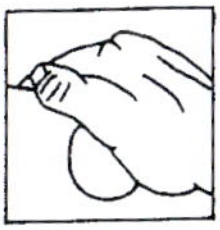

Beziehungen

Reiterative Beziehungen

Das Körperganze spiegelt sich in einem Körperteil wider (siehe Seite 27). Finden Sie mit Hilfe der Schautafel das reiterative Gebiet auf Hand und Fuß, das dem jeweiligen Körperteil entspricht. Jede Stelle auf Hand und Fuß vertritt gleichzeitig Vorder-, Rückenseite und das Innere des Körpers. Der rechte Fuß und die rechte Hand vertreten die rechte Körperhälfte, linker Fuß und linke Hand die linke Körperhälfte.

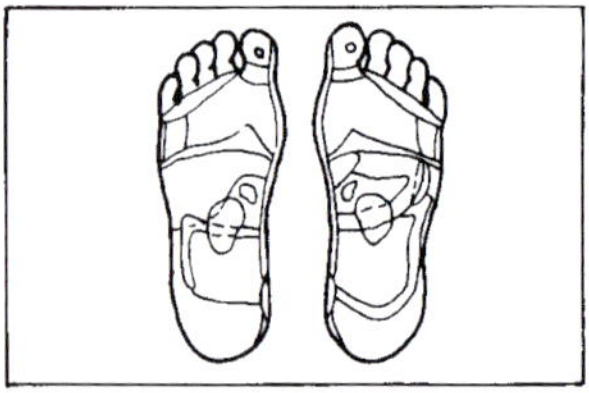

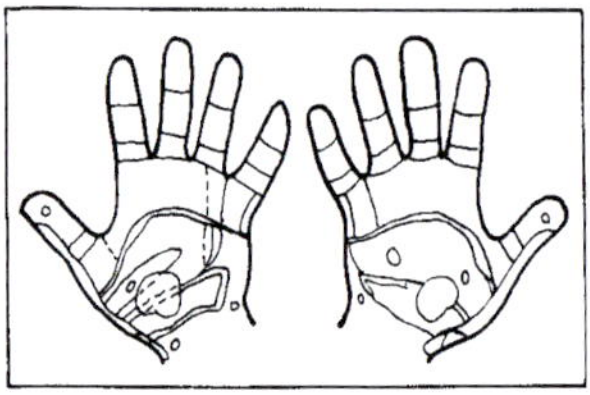

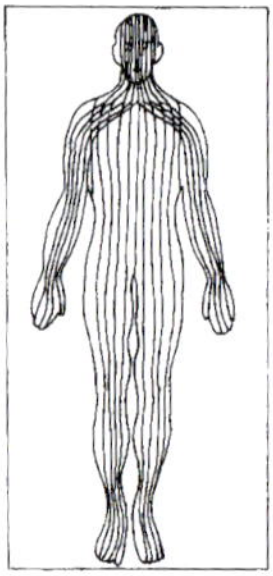

Zonale Beziehungen

Zehn gleiche Längslinien durchschneiden den Körper der Länge nach (siehe Seite 26). Um diese zonalen Beziehungen zu erkunden, beginnen Sie mit dem reiterativen Gebiet an Hand oder Fuß oder einem bestimmten Körperteil. Entdecken Sie weitere Körperbereiche, die Sie interessieren, indem Sie die Zone ausfindig machen, in welcher der reiterative Bereich oder Körperteil liegt.

Bezugszonale Beziehungen

SCHULTER	–	HÜFTE
OBERARM	–	OBERSCHENKEL
ELLBOGEN	–	KNIE
UNTERARM	–	WADE
HANDGELENK	–	KNÖCHEL
HAND	–	FUSS
FINGER	–	ZEHEN

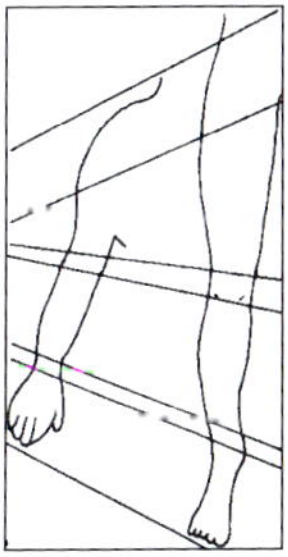

Setzen Sie die Zonen über die Extremitäten zueinander in Bezug (siehe Seite 26). Auf der Schautafel finden Sie das bezugszonale Gebiet auf Hand oder Fuß, das sich auf jenen Körperteil bezieht, den Sie beeinflussen wollen. Das Knie zum Beispiel steht mit dem Ellbogen durch bezugszonale Beziehung in Verbindung.

Nutzen Sie diese Beziehungen, um reiterative Gebiete zur weiteren Unterstützung heranzuziehen.

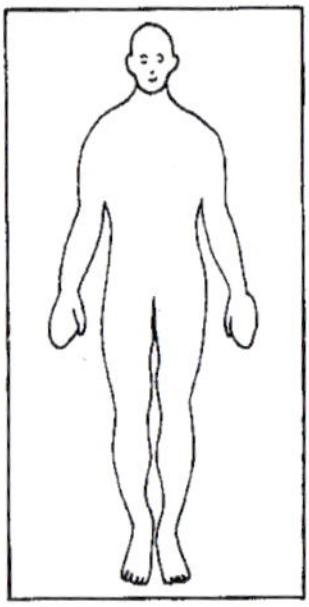

Benachbarte Beziehungen

Der Übergang vom Rumpf zur Extremität hat eine besondere Beziehung zu den einzelnen Teilen der Extremität:
die Schulter zu: Arm, Ellbogen, Handgelenk, Hand;
die Hüfte zu: Oberschenkel, Knie, Knöchel, Fuß.

Entgegengesetzte Beziehungen

Über die Bewegung stehen auch entgegengesetzte Körperteile miteinander in Beziehung:
Genick – Steißbein
Hüfte – Schulter

Systemverwandte Beziehungen

Es gibt eine Beziehung zwischen Drüsen und Organen innerhalb eines Systems.

Systeme	Organe oder Drüsen
endokrines System	Hypophyse, Nebennieren, Bauchspeicheldrüse, Eierstöcke/Hoden, Gebärmutter/Prostata
Verdauung	Magen, Gallenblase, Leber, Bauchspeicheldrüse, Dünndarm, Dickdarm
Harn	Nieren, Harnleiter, Blase
Zeugung	Eierstöcke, Gebärmutter, Eileiter (weiblich), Hoden, Prostata (männlich)
Nerven	Rückenmark, Gehirn
Kreislauf	Herz, Arterien, Venen
Lymphsystem	Lymphdrüsen, Milz, Thymus
Atmung	Lunge

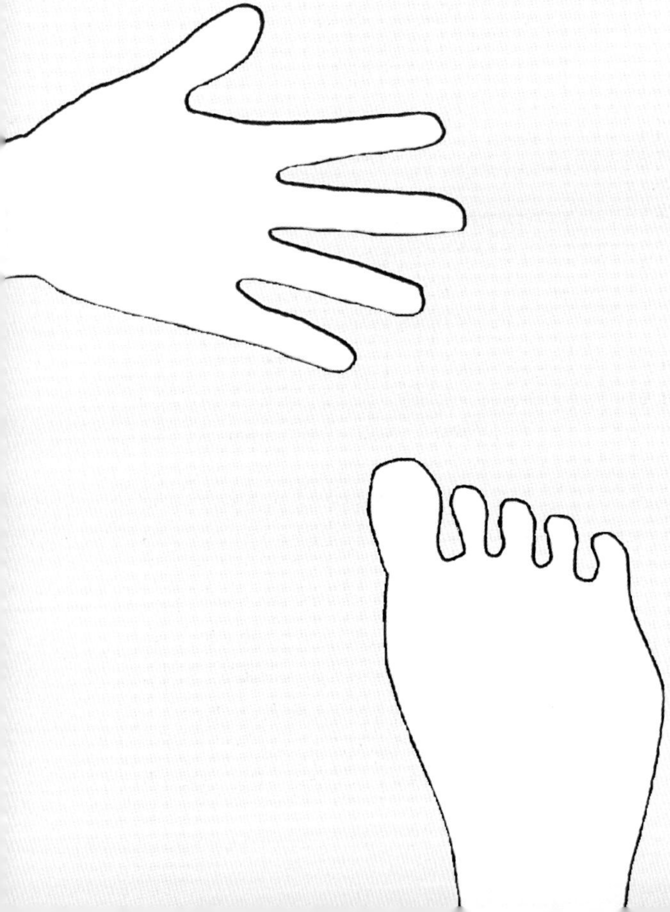

4. Beschwerden

Spezialgebiete und Behandlung bei Störungen

Zur Arbeit an den Spezialgebieten

In diesem Abschnitt finden Sie unter jeder Überschrift zuerst eine allgemeine Beschreibung, dann einen Hinweis auf die reiterativen Gebiete.

Der erste Informationsblock bietet eine rasche, einfache Kurzerklärung. Wollen Sie mehr wissen, dann studieren Sie alles, was unter diesem Punkt zu finden ist. Das technische Symbol zeigt die grundlegende Methode, die auf ein reiteratives Gebiet angewendet wird. Das erste Symbol bezieht sich auf das erste genannte reiterative Gebiet; das zweite Symbol auf das reiterative Gebiet nach dem Schrägstrich /.

Eine Aufstellung aller technischen Symbole findet sich im »Verzeichnis der Symbole«, Seite 149 f. Die Orientierungs-Schautafel zeigt an, wo sich die verschiedenen reiterativen Gebiete befinden. Zur weiteren Information siehe die Schautafeln auf Seite 145 ff.

Den Illustrationen zu den reiterativen Gebieten

können Sie auch Hinweise auf Informationen entnehmen. Interessieren Sie sich für eine bestimmte Technik oder andere Techniken für ein spezielles reiteratives Gebiet näher, so schlagen Sie in diesem Kapitel den Abschnitt über »Einzelbereiche des Körpers« nach.

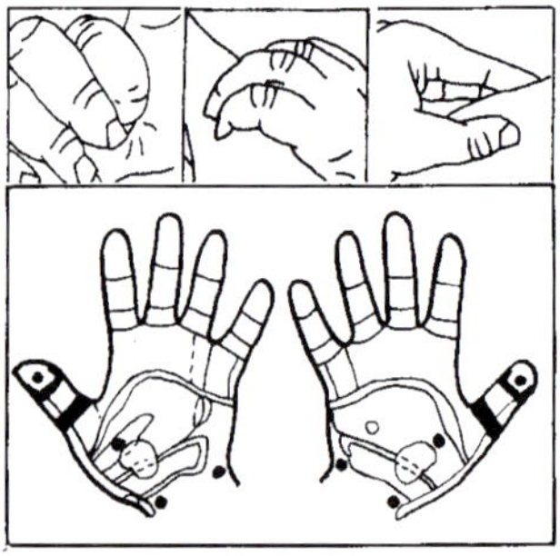

Nebennieren/Hypophyse – Gehirn/Eierstöcke – Hoden, Gebärmutter – Prostata/ Schilddrüse

Spezialgebiete und Behandlung bei Störungen (alphabetisch)

Akne: Eine Reaktion auf Stress und hormonale Veränderungen während der Pubertät

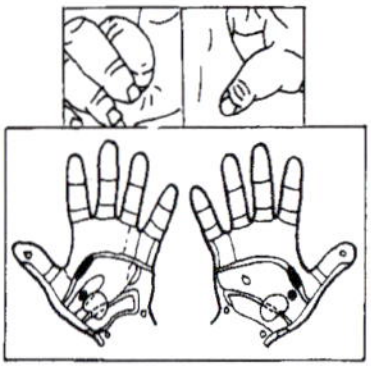

Nebennieren, Sonnengeflecht

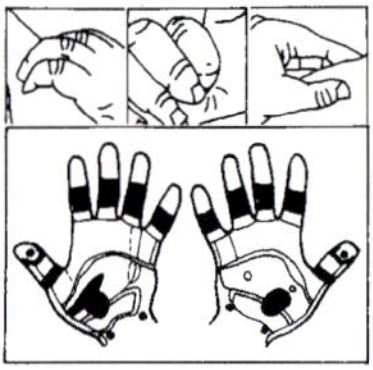

Gebärmutter / Prostata, Eierstöcke / Hoden / Hypophyse, Gehirn, Bauchspeicheldrüse / Schilddrüse, Nieren

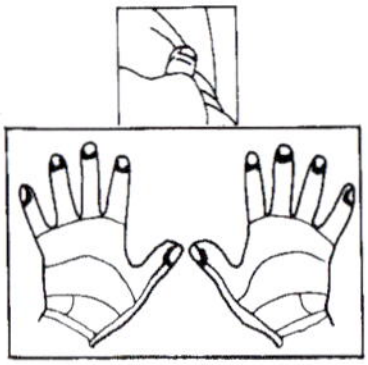

Gesicht

Allergien: Überempfindliche Reaktion des Organismus auf bestimmte Nahrungsmittel, aber auch auf Pollen und andere Stoffe als potentielle »Bedrohung« des Körpers

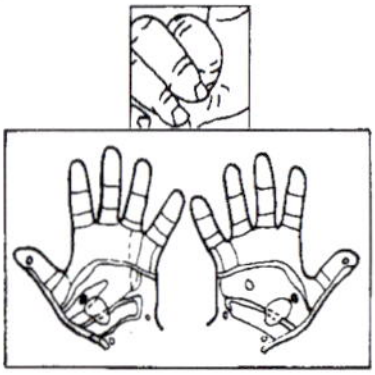

Nebennieren

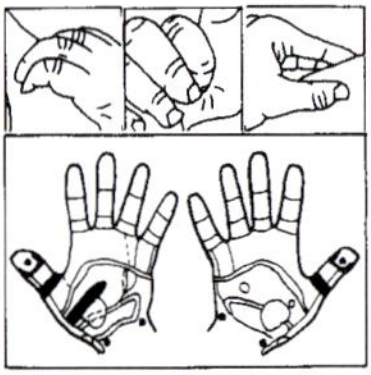

Gebärmutter / Prostata, Eierstöcke / Hoden / Hypophyse, Gehirn, Bauchspeicheldrüse / Schilddrüse

Arterienverkalkung: Blockierung der Arterien

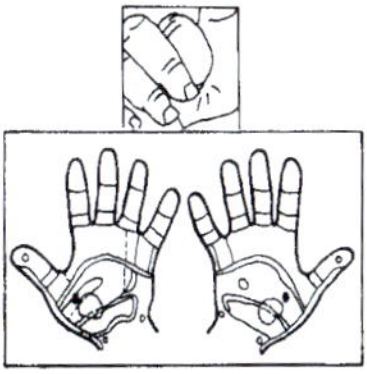

Nebennieren

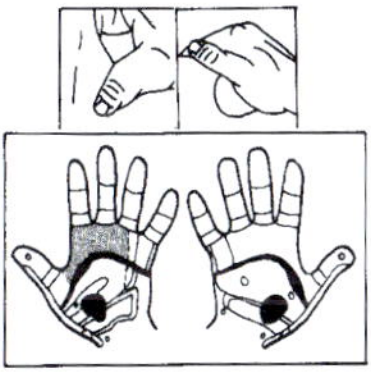

Sonnengeflecht, Nieren / Herz

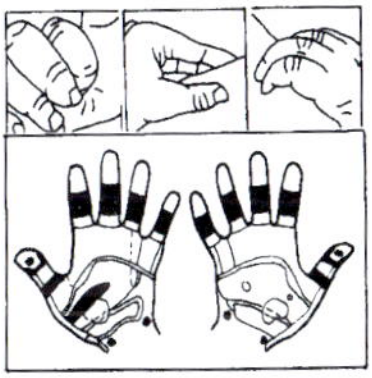

Gehirn, Hypophyse, Bauchspeicheldrüse / Schilddrüse / Gebärmutter / Prostata, Eierstöcke / Hoden

Arthritis: Eine allgemeine Körperverfassung, meist mit der Entzündung eines Gelenks verbunden

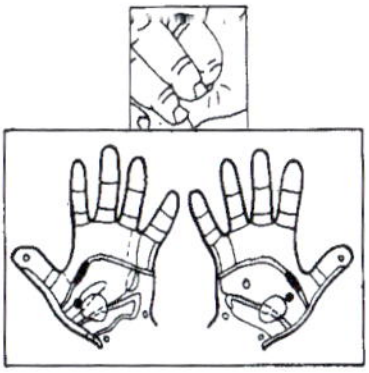

Nebennieren, Sonnengeflecht

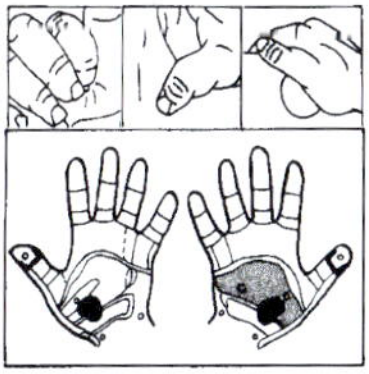

Gehirn / Nieren / Leber

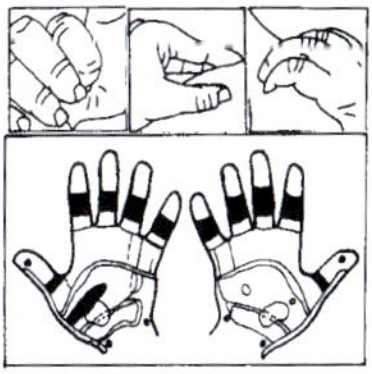

Hypophyse, Bauchspeicheldrüse / Schilddrüse / Gebärmutter, Prostata, Eierstöcke / Hoden

Asthma: Allergischer Zustand, verbunden mit Atembeschwerden

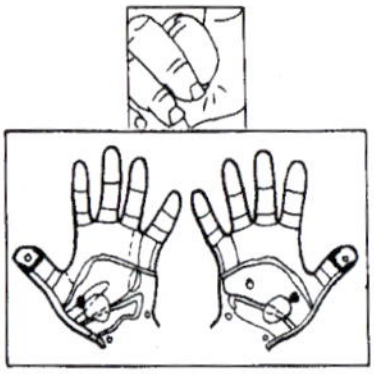

Nebennieren, Gehirn

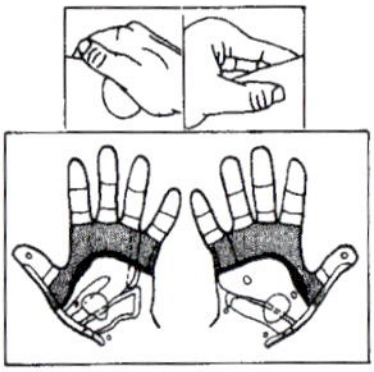

Lunge, Sonnengeflecht

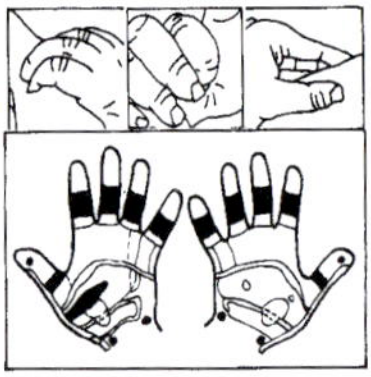

Gebärmutter / Prostata, Eierstöcke / Hoden / Bauchspeicheldrüse, Hypophyse / Schilddrüse

Augen (Ermüdungserscheinungen): Reaktion auf Schädigungen durch Beruf, Freizeit oder Umgebung

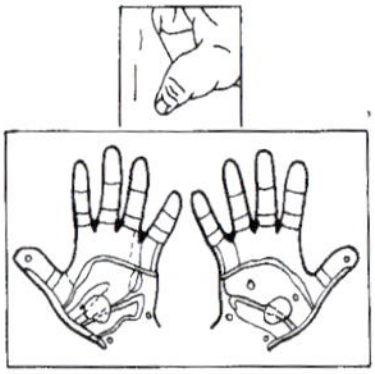

Auge / Ohr

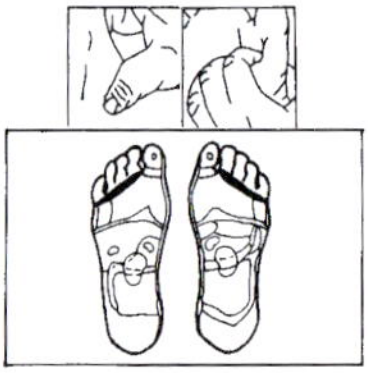

Auge / Ohr

Blähungen: Übermäßige Anhäufung von Gasen

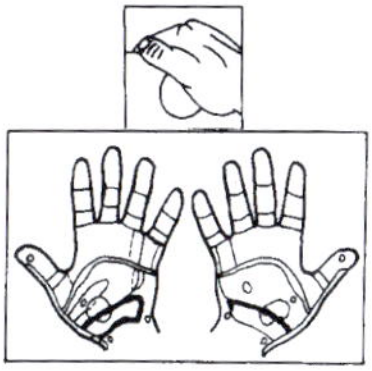

Dickdarm

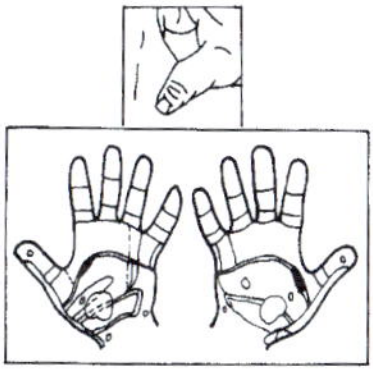

Sonnengeflecht

Bronchitis: Entzündung der Lungenbronchien

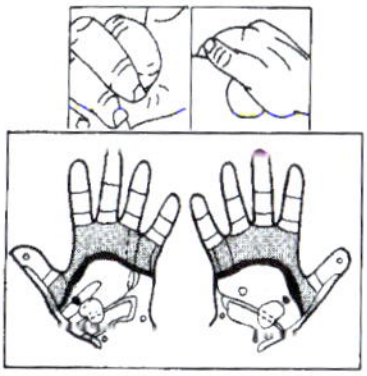

Nebennieren / Lunge, Sonnengeflecht

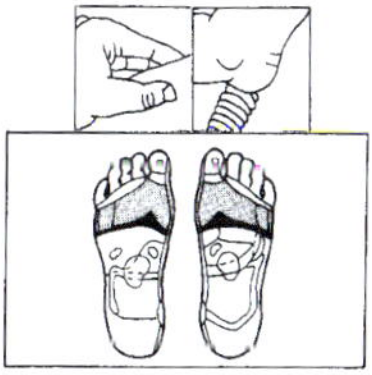

Lunge, Sonnengeflecht

Diabetes: Unfähigkeit, den aufgenommenen Zucker (Kohlenhydrate) zu verbrennen

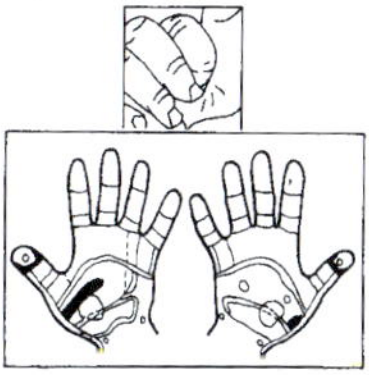

Bauchspeicheldrüse, Gehirn

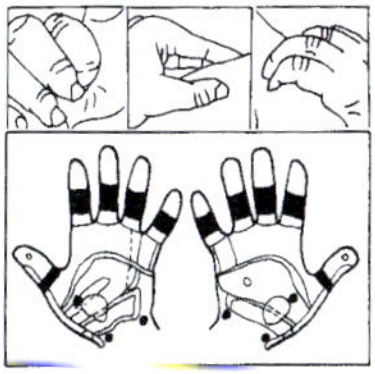

Nebennieren / Schilddrüse / Eierstöcke / Hoden, Gebärmutter / Prostata

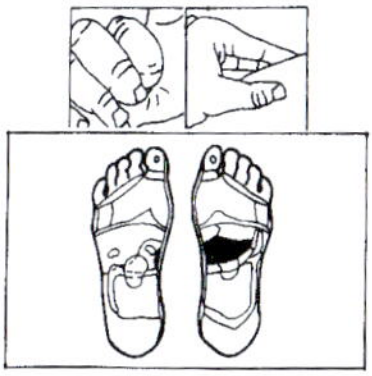

Bauchspeicheldrüse

Divertikulitis: Entzündung des Dickdarms

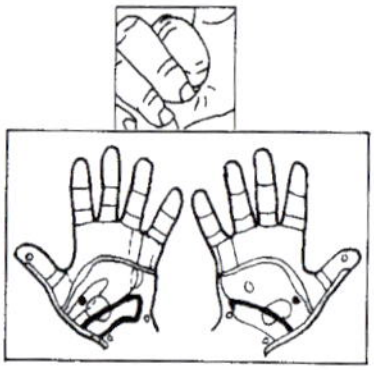

Nebennieren, Dickdarm

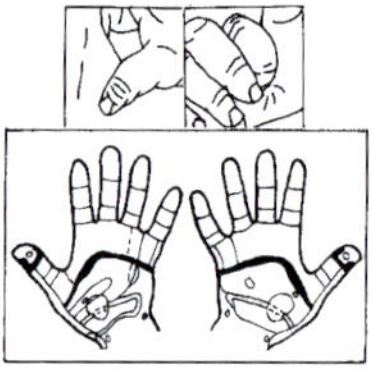

Sonnengeflecht / Gehirn

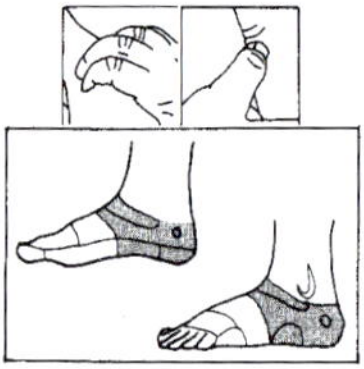

Untere Rückenregion

Ekzem: Überempfindlichkeit der Haut, häufig durch deren Trockenheit begünstigt

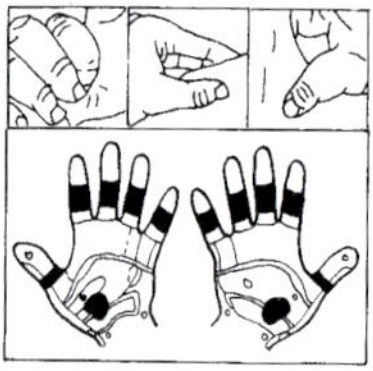

Nebenniere / Schilddrüse Nieren

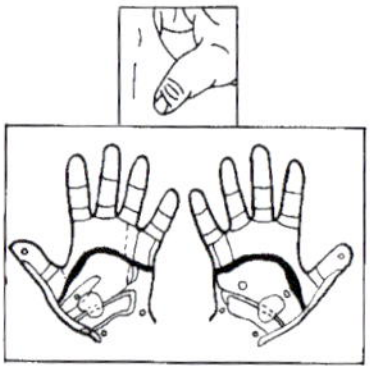

Sonnengeflecht

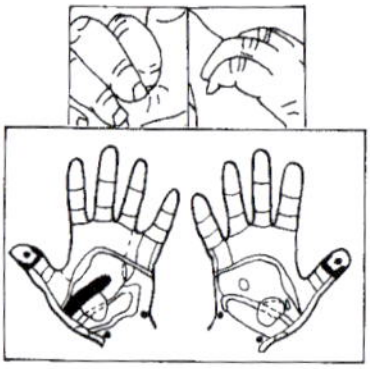

Gehirn, Hypophyse, Bauchspeicheldrüse / Gebärmutter / Prostata, Eierstöcke / Hoden

Emphysem (Lungenemphysem): Zeigt sich durch Atemnot, verursacht durch chronische Lungenprobleme

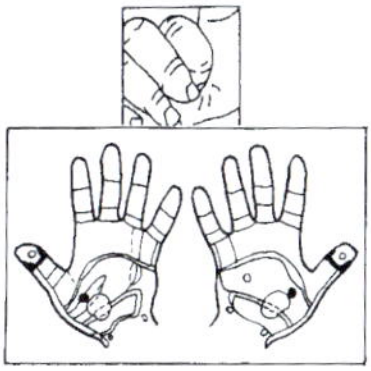

Gehirn, Nebennieren

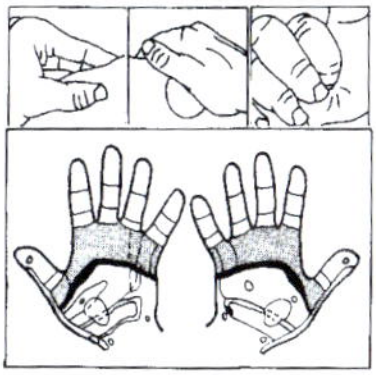

Lunge / Brust / Sonnengeflecht / Bauhinsche Klappe

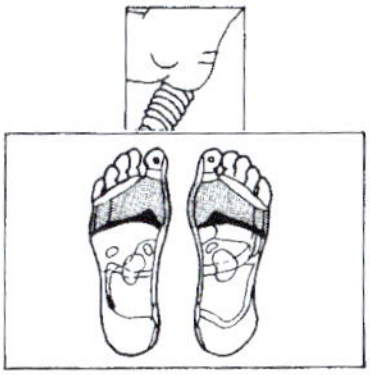

Lunge / Brust / Sonnengeflecht, Bauhinsche Klappe

Erkältung: Entzündung der Schleimhäute in Nase und Hals

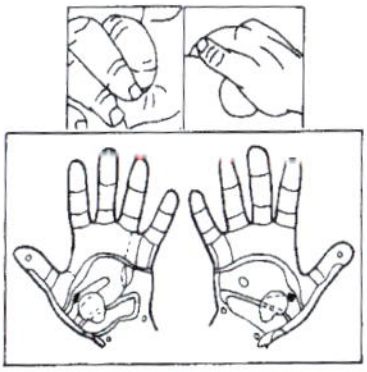

Nebennieren

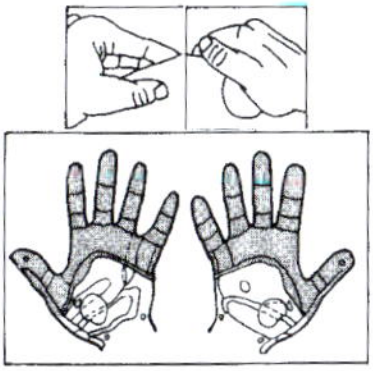

Kopf, Rachen oder Brustraum

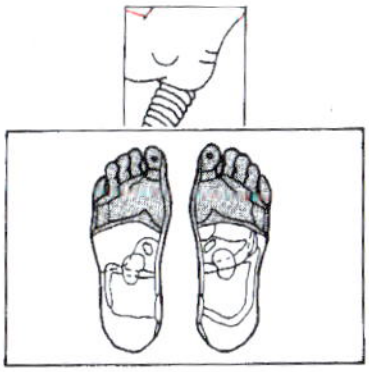

Kopf, Rachen oder Brustraum

Erschöpfungszustände: Entstanden durch Überarbeitung

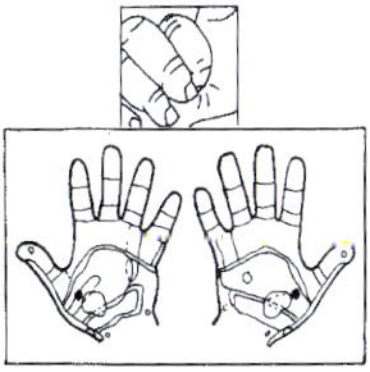

Nebennieren

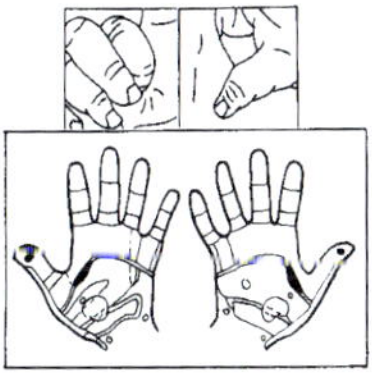

Gehirn / Sonnengeflecht

Fieber: Erhöhte Körpertemperatur in Zusammenhang mit einer Infektion

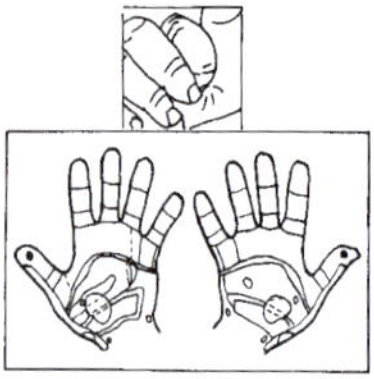

Gehirn

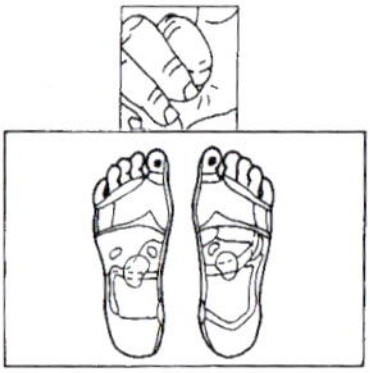

Gehirn

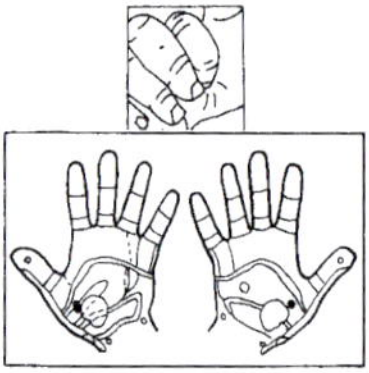

Nebennieren

Gicht: Entzündung im Gelenkbereich, verursacht durch einen Überschuss an Harnsäure

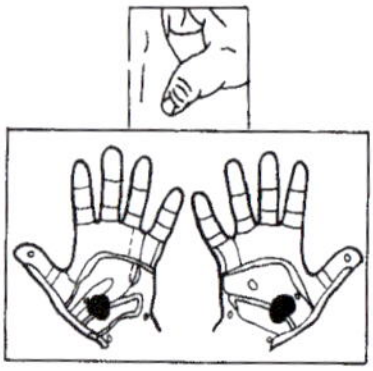

Nieren

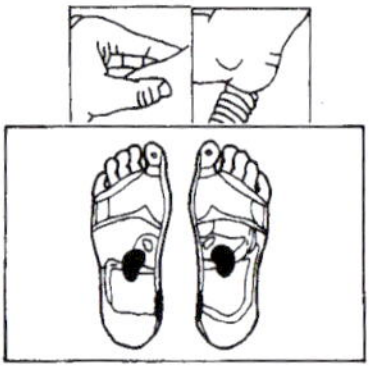

Harnblase, Nieren

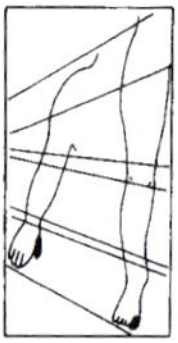

Bezugszonale Beziehungen

Gürtelrose: Viruserkrankung eines sensorischen Nervs, die zu einer Entzündung im entsprechenden Nervenbereich führt

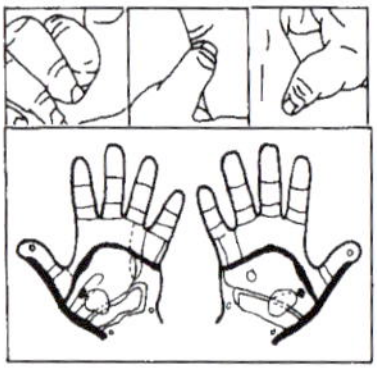

Nebennieren / Wirbelsäule / Sonnengeflecht

Hämorrhoiden: Kraftadern im After

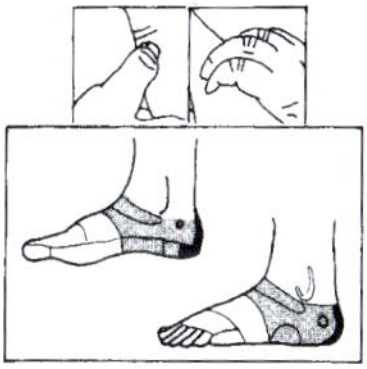

Mastdarm, Untere Rückenregion

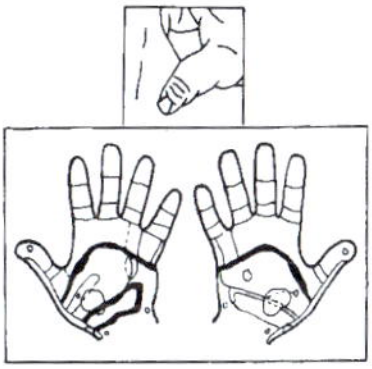

Dickdarm / Sonnengeflecht

Haut: Das größte Organ des Körpers

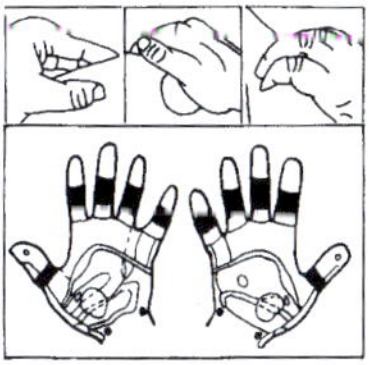

Schilddrüse / Gebärmutter / Prostata, Eierstöcke / Hoden

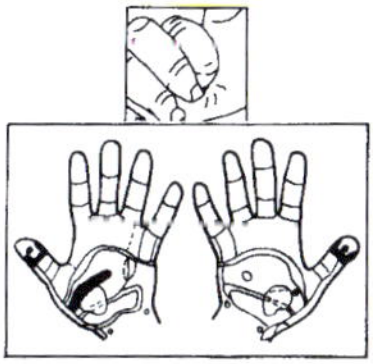

Gehirn, Hypophyse, Nebennieren

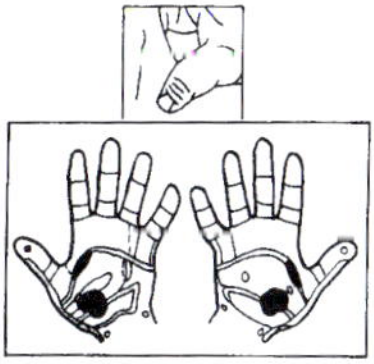

Sonnengeflecht, Nieren

Heiserkeit: Entzündung im Kehlkopfbereich

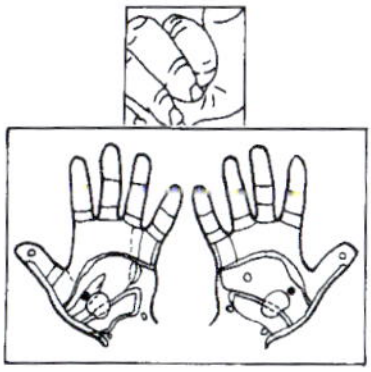

Nebennieren

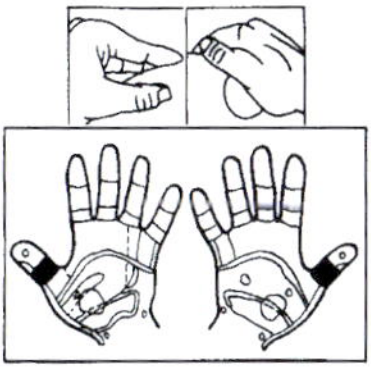

Rachen

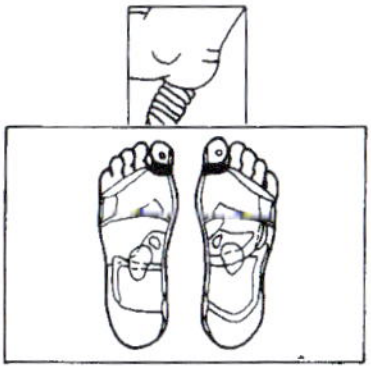

Rachen

Herzerkrankungen: Verschiedene Probleme des Herzmuskels

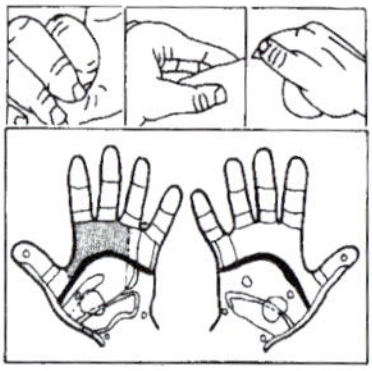

Herz, Sonnengeflecht / Gehirn, Nebennieren, Sigmoid

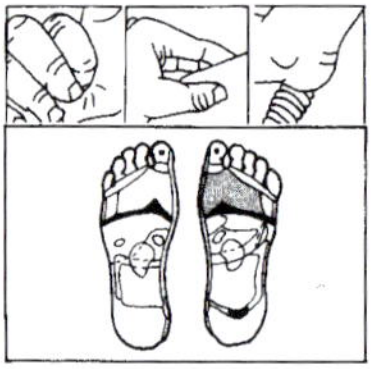

Herz, Sonnengeflecht, Sigmoid

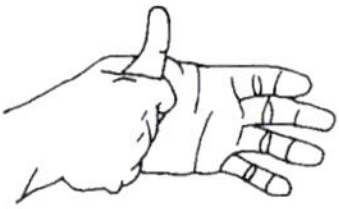

Heuschnupfen: Jahreszeitlich bedingte Allergie, vor allem durch Pollen verursacht

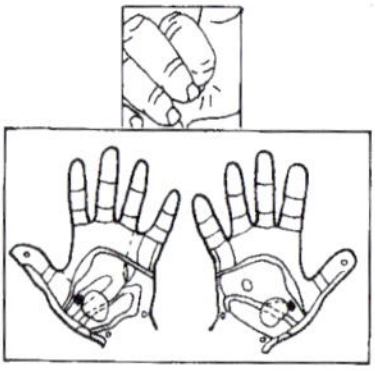

Nebennieren

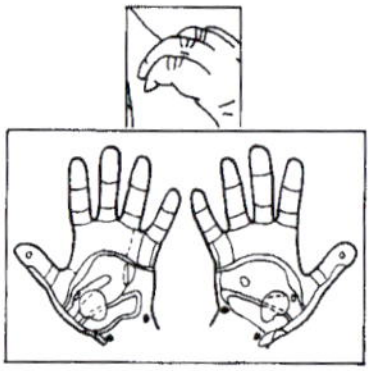

Gebärmutter / Prostata, Eierstöcke / Hoden

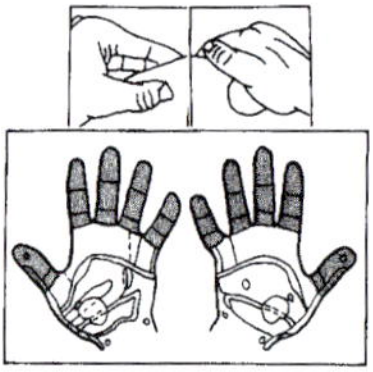

Kopf / Nacken / Nebenhöhlen

Hexenschuss: Durch ein Trauma verursachte Zerrung der Sehnen und Muskeln des Rückens

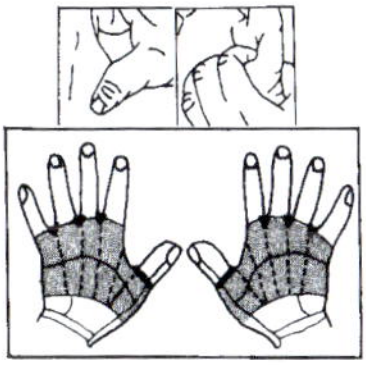

Oberer Schulterbereich, Sonnengeflecht / Obere Rückenregion

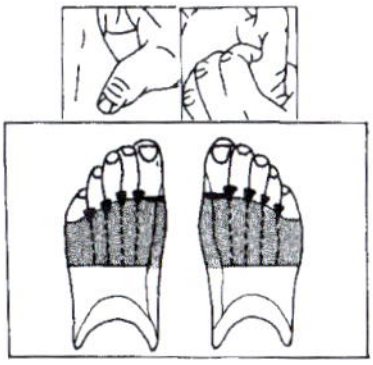

Oberer Schulterbereich / Obere Rückenregion

Hühneraugen, Schwielen: Reaktion auf Druck oder Reibung; Hühneraugen bedeuten außerdem eine Irritation der Nervenendigungen

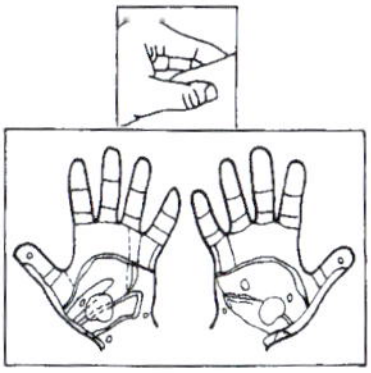

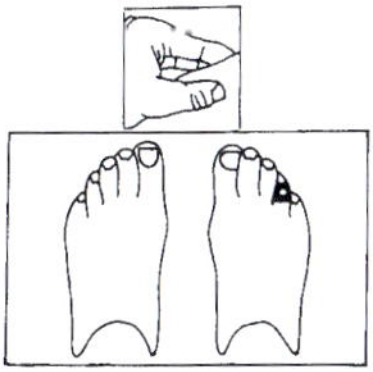

Reiterative Beziehungen

Hypoglykämie: Zu geringer Blutzuckergehalt

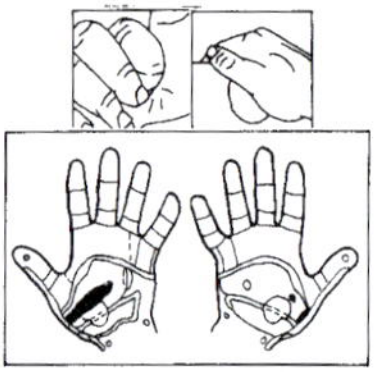

Bauchspeicheldrüse, Nebennieren

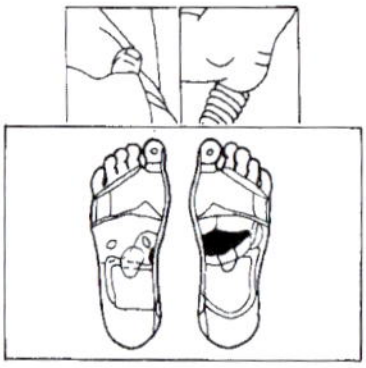

Bauchspeicheldrüse

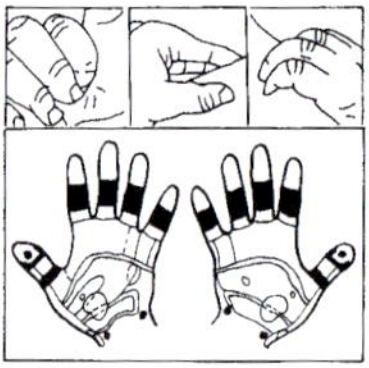

Gehirn, Hypophyse / Schilddrüse / Eierstöcke / Hoden, Gebärmutter / Prostata

Hysterektomie: Operative Entfernung der Gebärmutter

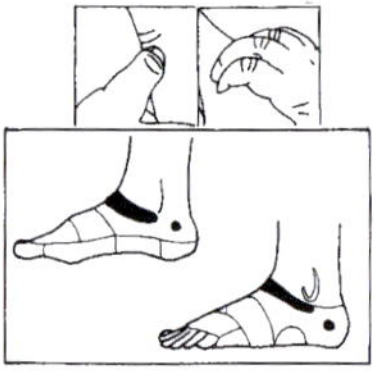

Gebärmutter, Eierstöcke / Eileiter

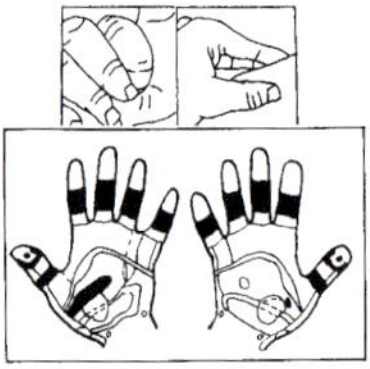

Nebennieren, Hypophyse, Gehirn, Bauchspeicheldrüse / Gehirn

Impotenz: Unfähigkeit zum Vollzug des Geschlechtsaktes

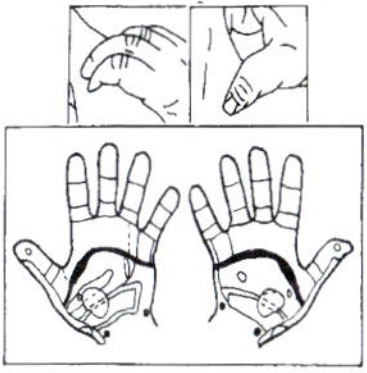

Eierstöcke / Hoden, Gebärmutter / Prostata / Sonnengeflecht

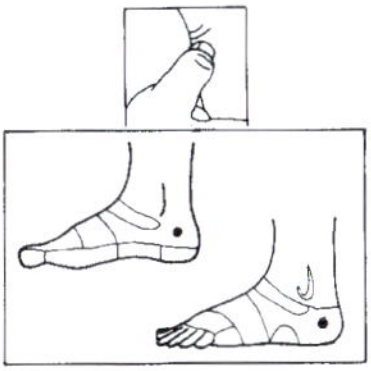

Eierstöcke / Hoden, Gebärmutter / Prostata

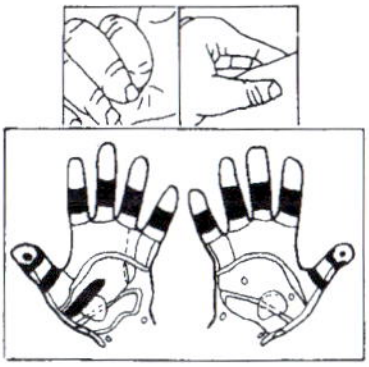

Gehirn, Hypophyse, Bauchspeicheldrüse / Schilddrüse

Ischias: Hartnäckiger Schmerz in der Gegend des Ischiasnervs, des größten Nervs im ganzen Körper

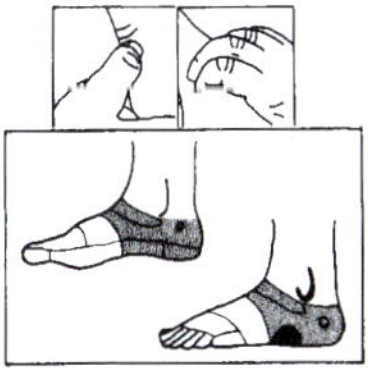

Ischiasnerv, untere Rückenregion

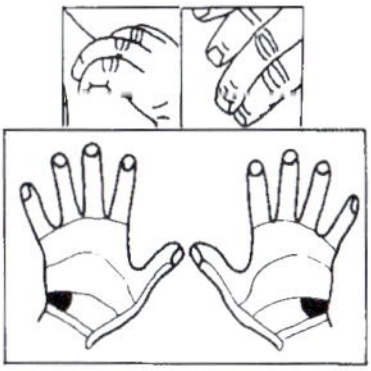

Ischiasnerv, untere Rückenregion

Geschwollene Knöchel (Schwellungen, die nicht auf Verletzung zurückgehen): Der Körper ist – aus verschiedenen Gründen – nicht im Stande, ausreichend zu entwässern

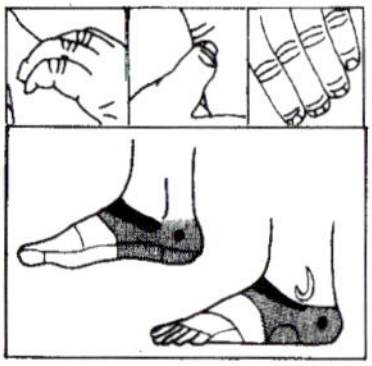

Lymphsystem, Untere Rückenregion, Eierstöcke / Hoden, Gebärmutter / Prostata

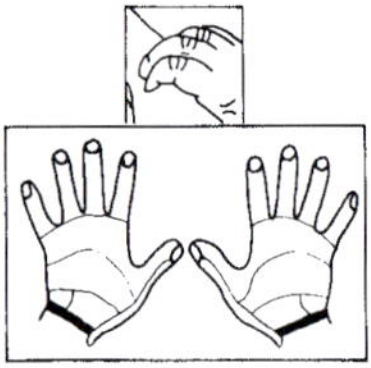

Lymphsystem

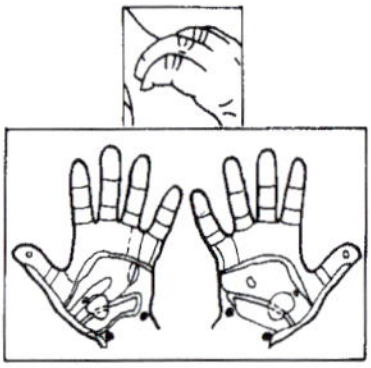

Eierstöcke / Hoden, Gebärmutter / Prostata

Kolitis: Entzündung des Dickdarms

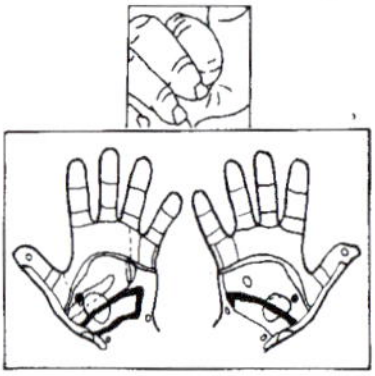

Nebennieren, Dickdarm

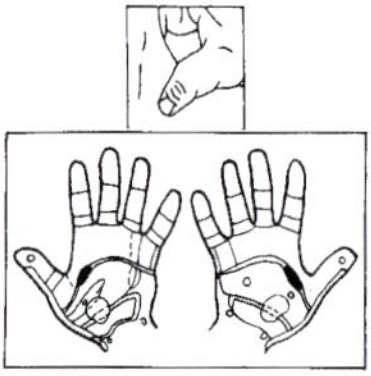

Sonnengeflecht

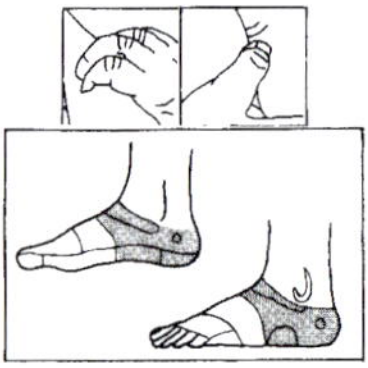

untere Rückenregion

Kopfschmerz: Eine Reaktion auf physische Zustände, Stress und/ oder bestimmte Drogen oder Medikamente

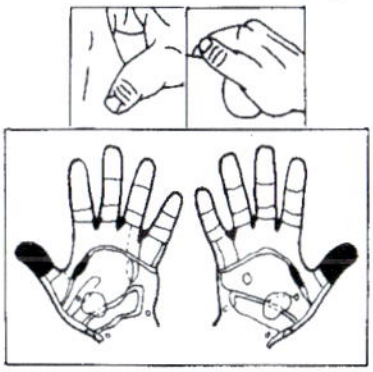

Sonnengeflecht, Auge / Ohr, Kopf

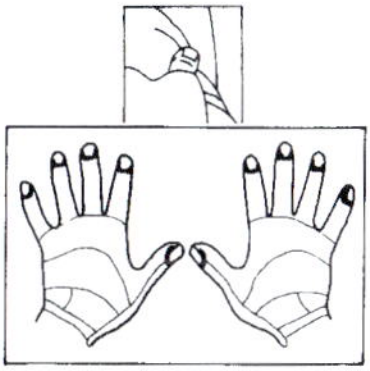

Gesicht

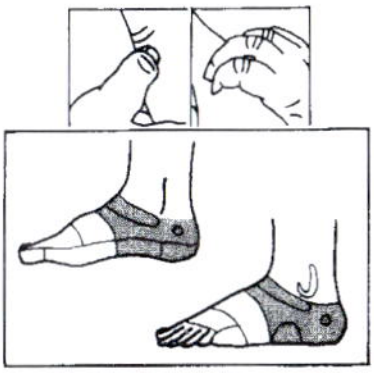

untere Rückenregion

Krampfadern: Krankhafte Schwellung der Venen, meistens an den Beinen

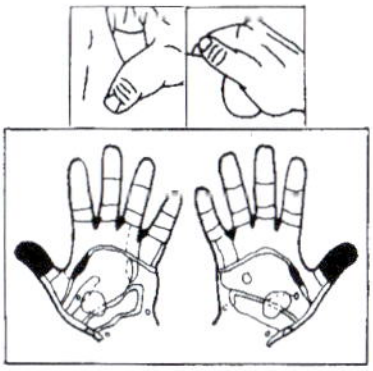

Nebennieren

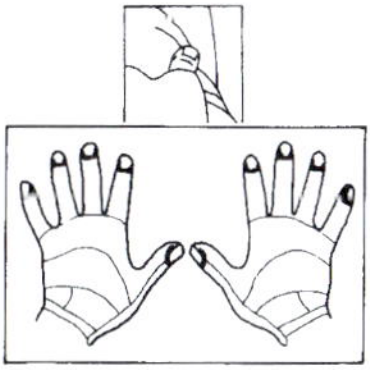

Lymphsystem / untere Rückenregion

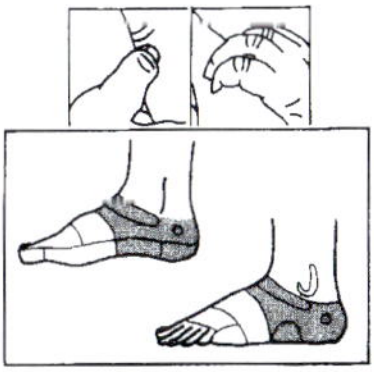

Bezugszonale Beziehung

Kreislaufstörungen: Unterbrechung des Blutkreislaufs (oder des Kreislaufs anderer Körperflüssigkeiten)

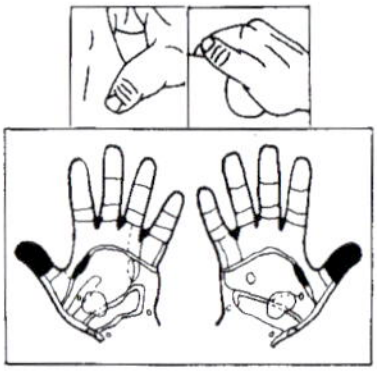

Nebennieren / Sonnengeflecht

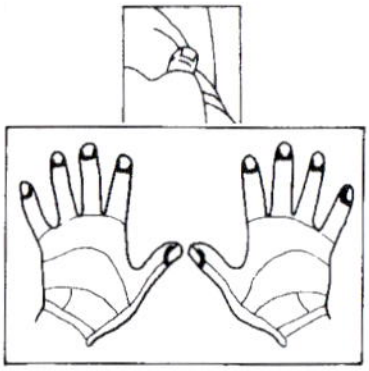

ganze Hand

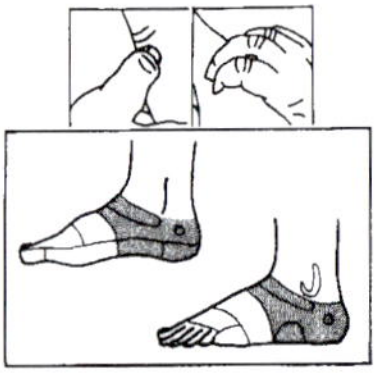

ganzer Fuß

Lähmungen: Verlust der spontanen Bewegungsfähigkeit

Wirbelsäule, Kopf, Auge / Ohr, Gehirn, Nacken / Nieren, Harnblase, ganze Hand
Wirbelsäule, Kopf, Auge / Ohr, Gehirn, Nacken / Nieren, Harnblase, ganzer Fuß

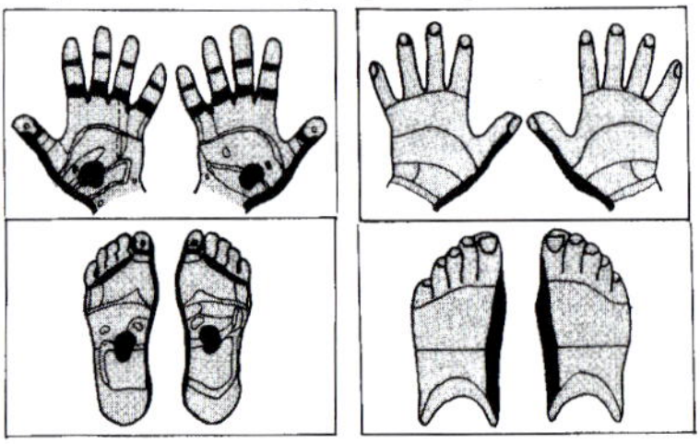

Lungenentzündung: Sammelbegriff für je nach Ursache verschiedene Entzündungen der Lunge

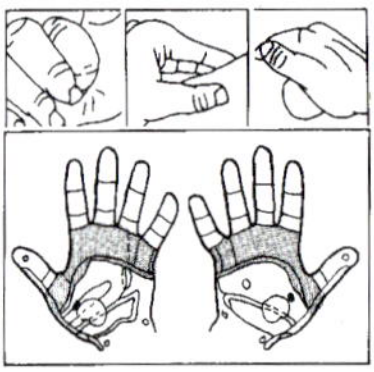

Nebennieren / Lunge

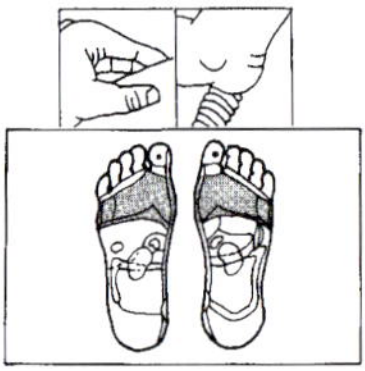

Lunge

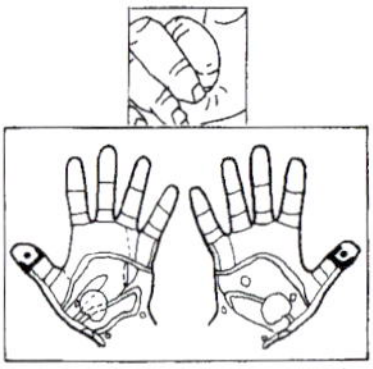

Gehirn, Hypophyse

Magengeschwür: Geht mit entzündlicher Veränderung der Magenschleimhaut einher

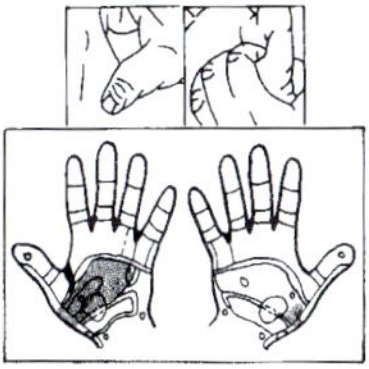

Sonnengeflecht, oberer Schulterbereich / Magen

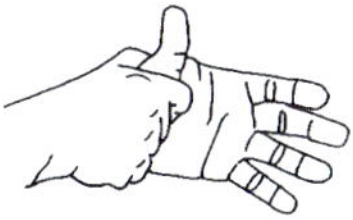

Sonnengeflecht, Magen

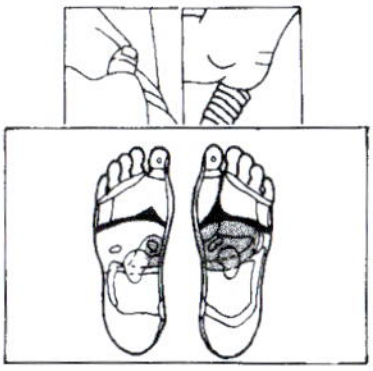

Mandelentzündung: Entzündung am Lymphgewebe des Rachens

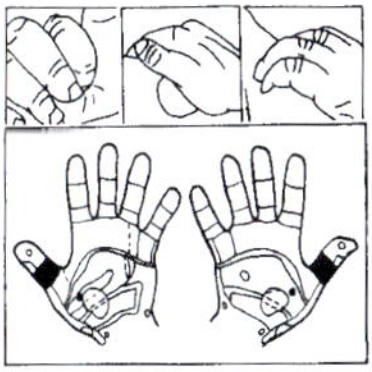

Nebennieren / Rachen

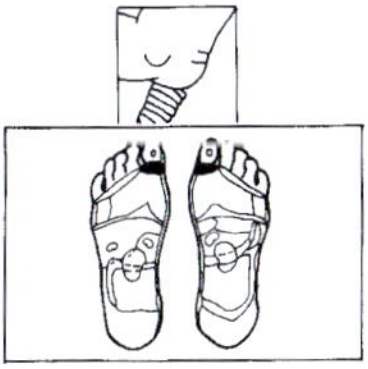

Rachen

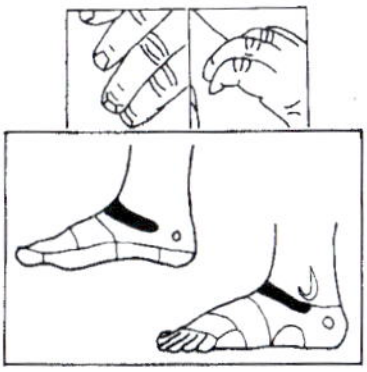

Lymphsystem

Menopause (Wechsel): Aufhören der monatlichen Regelblutung der Frau

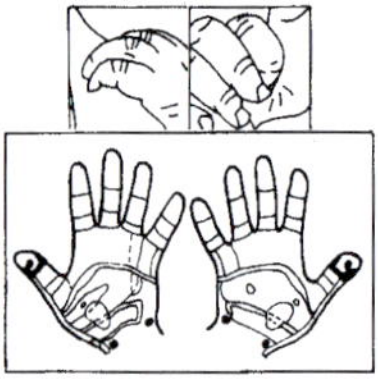

Gebärmutter, Eierstöcke / Gehirn

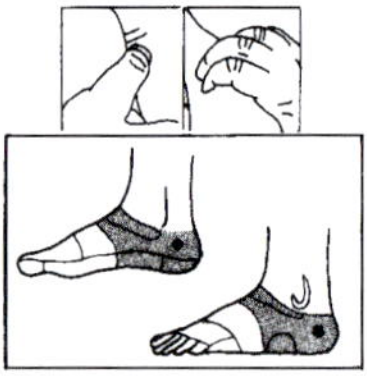

Gebärmutter, Eierstöcke / untere Rückenregion

Menstruationsbeschwerden: Unregelmäßige oder schmerzhafte Monatsregel

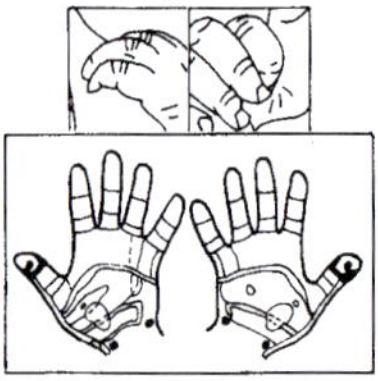

Gebärmutter

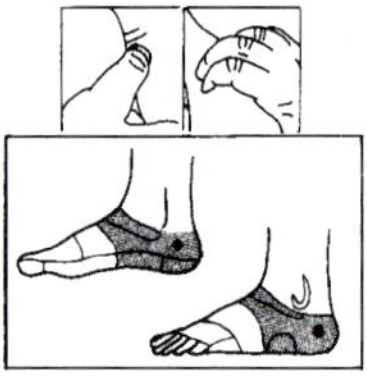

Gebärmutter, Eierstöcke / Gehirn, Hypophyse

untere Rückenregion

Multiple Sklerose: Chronische Erkrankung des Zentralnervensystems

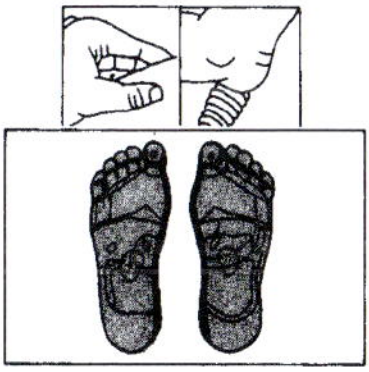

Wirbelsäule, Gehirn

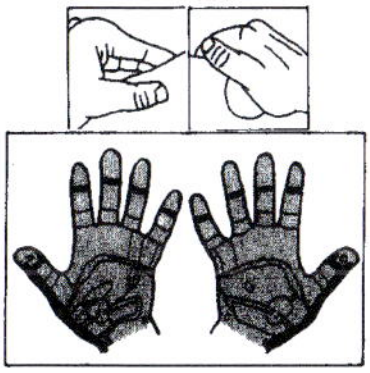

Wirbelsäule, Gehirn

Nebenhöhlen: Hohlräume im Kopf, die durch gesteigerte Schleimabsonderung verstopft werden können

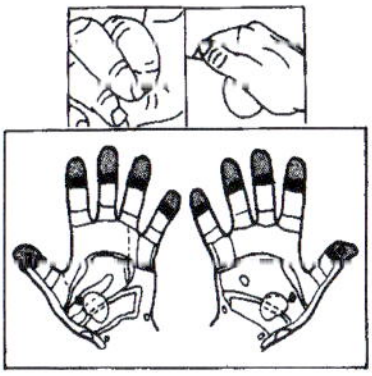

Nebennieren / Nebenhöhlen, Kopf, Gesicht

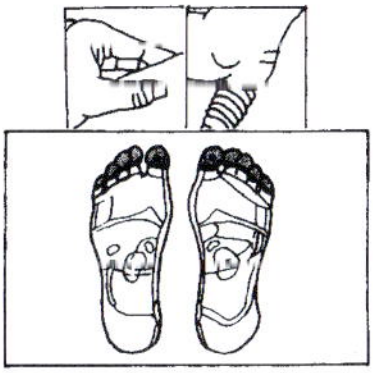

Nebenhöhlen, Kopf, Gesicht

Niereninfektion: Infektion der Nieren und Harnwege

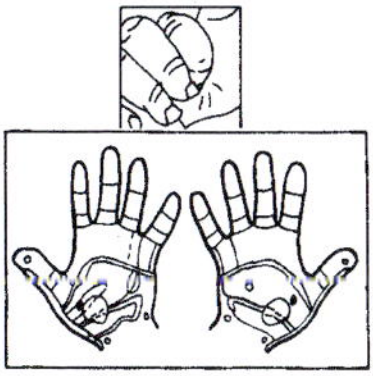

Nebennieren

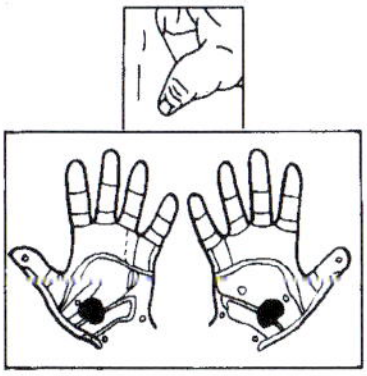

Nieren

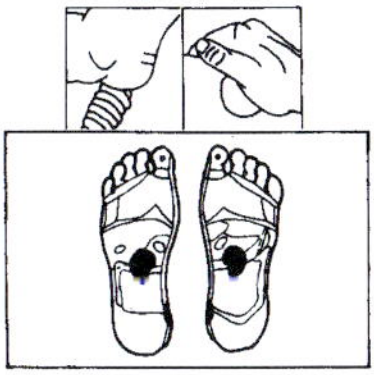

Harnblase / Nieren

Ohnmacht: Vorübergehender Verlust des Bewusstseins

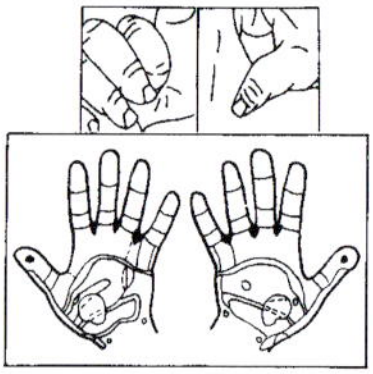

Gehirn / Auge / Ohr

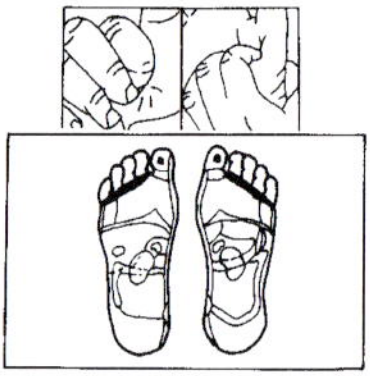

Gehirn / Auge / Ohr

Ohrenschmerz: Infektion des Innenohrs

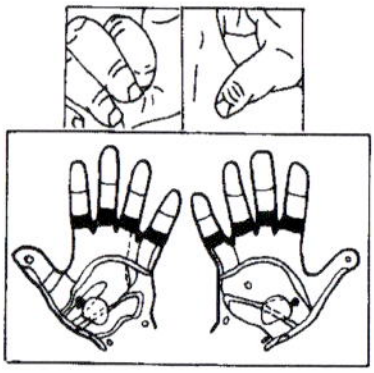

Nebennieren / Auge / Ohr

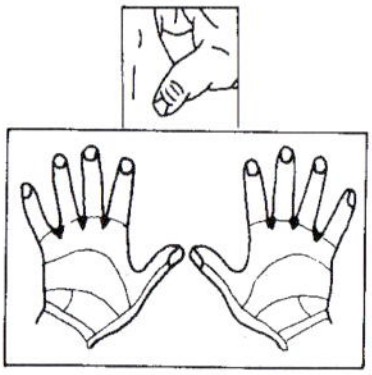

Auge / Ohr

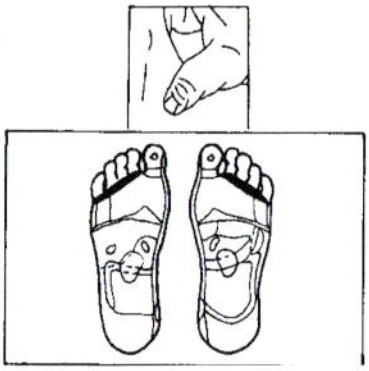

Auge / Ohr

Osteoporose: Ausdünnung und Schwächung der Knochen

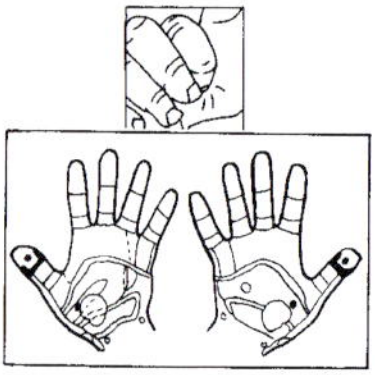

Hypophyse, Gehirn, Nebennieren

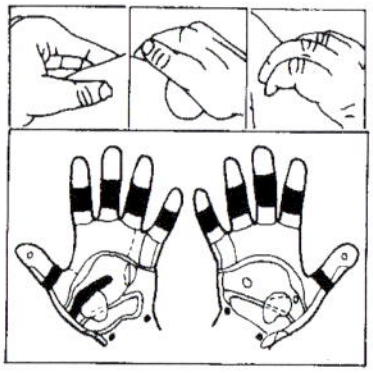

Schilddrüse / Nebenschilddrüse, Bauchspeicheldrüse / Gebärmutter / Prostata, Eierstöcke / Hoden

Phlebitis: Entzündung, die meist auf die Blockierung einer Vene zurückgeht

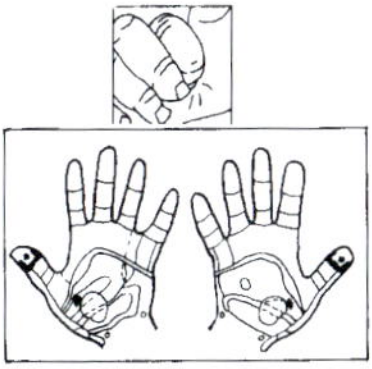

Nebennieren, Gehirn

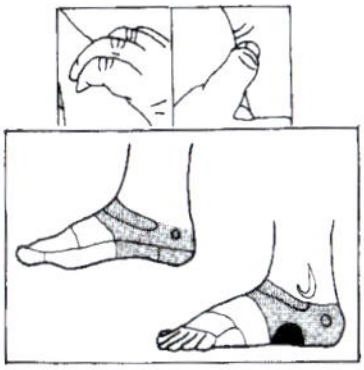

Knie / Oberschenkel, untere Rückenregion

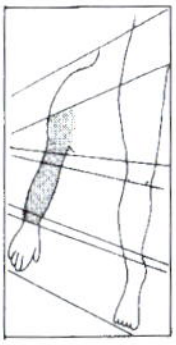

bezugszonale Beziehung

Psoriasis: Krankhafte Veränderung der äußeren Hautschicht

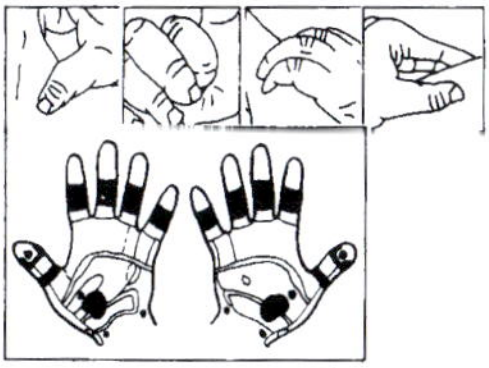

Nieren / Gehirn, Hypophyse, Bauchspeicheldrüse / Schilddrüse / Gebärmutter / Prostata, Eierstöcke / Hoden

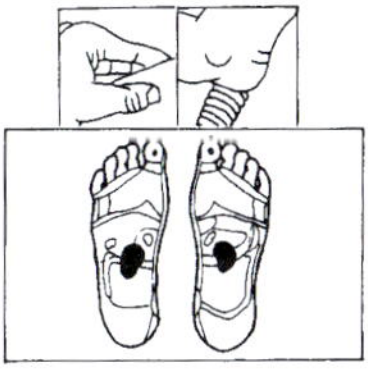

Nieren

Schlaganfall: Durchblutungsstörungen oder Unterbrechung der Blutversorgung des Gehirns

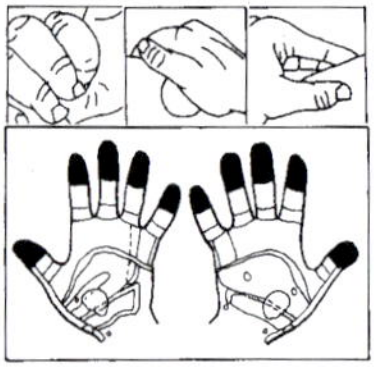

Gehirn, Kopf

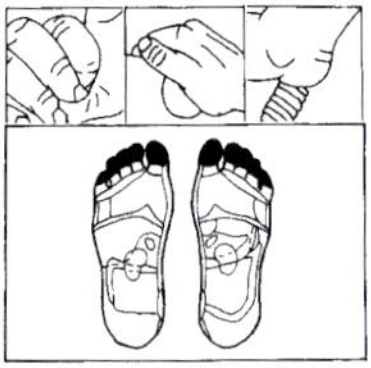

Gehirn, Kopf

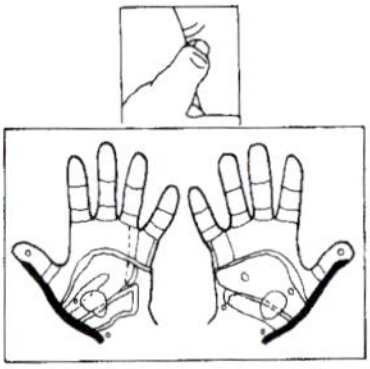

Wirbelsäule

Schleimbeutelentzündung: Entzündung des Gewebsbeutels zwischen den Gelenken

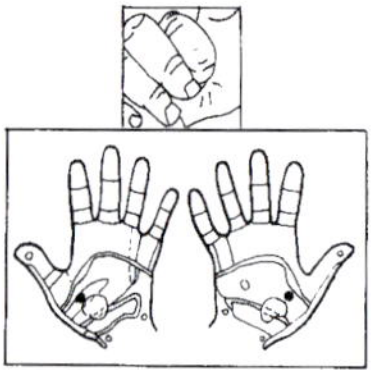

Nebennieren

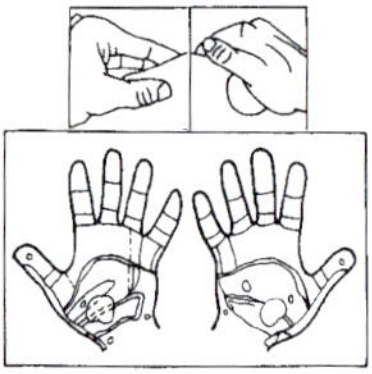

reiterative Beziehung

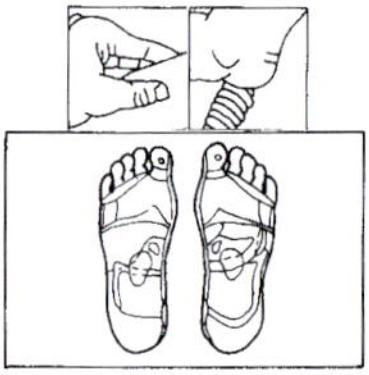

reiterative Beziehung

Schmerzen (diffus), **Druckgefühl, Steifheit:** Nicht genau lokalisierbare Beschwerden des Körpers

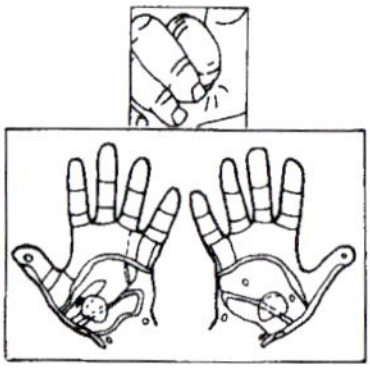

reiterative Beziehung

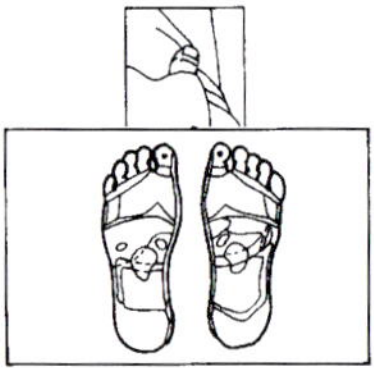

reiterative Beziehung

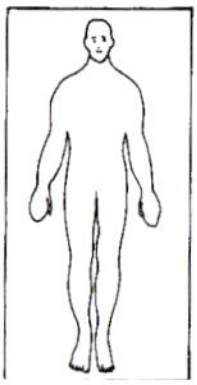

bezugszonale Beziehung

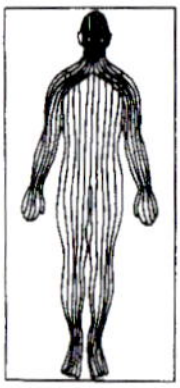

zonale Beziehung

Schwangerschaft

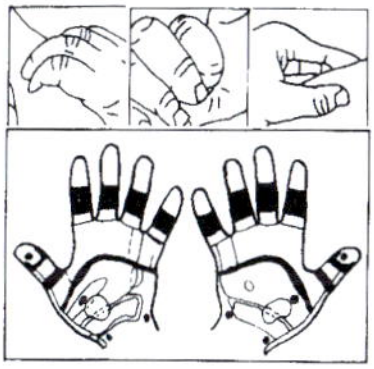

Sonnengeflecht / Gebärmutter, Eierstöcke / Gehirn, Hypophyse, Nebennieren, Bauchspeicheldrüse / Schilddrüse

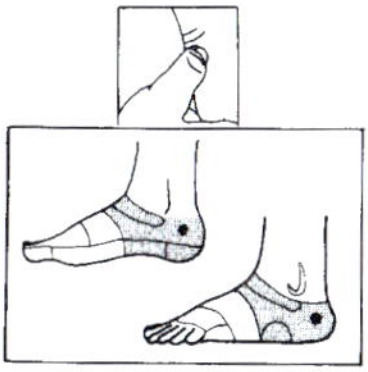

Gebärmutter, Eierstöcke, untere Rückenregion

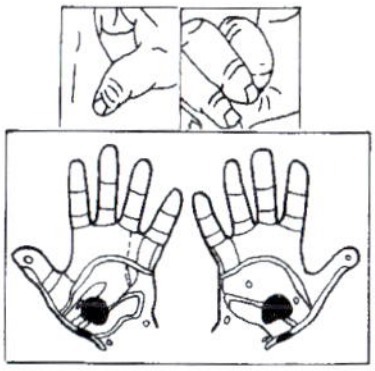

Nieren / Harnblase

Sehnenscheidenentzündung: Meist durch Überanstrengung hervorgerufene Entzündungen der Sehnenscheide

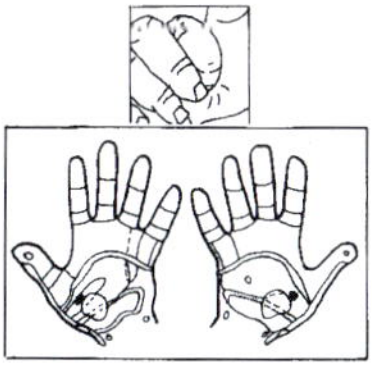

Nebennieren

Siehe auch theoretischer Teil: Bezugszonale Beziehungen, zonale Beziehungen, reiterative Beziehungen.

Sodbrennen: Rückfluss von Magensäure in die Speiseröhre

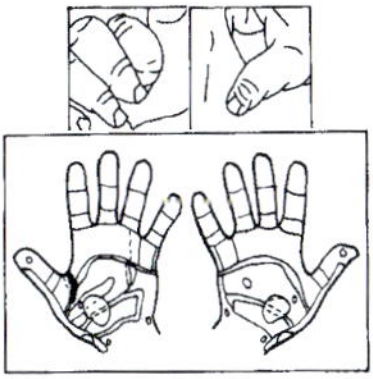

Sonnengeflecht

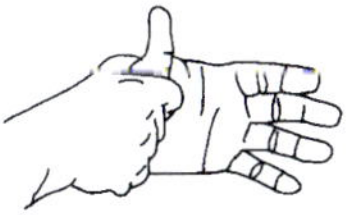

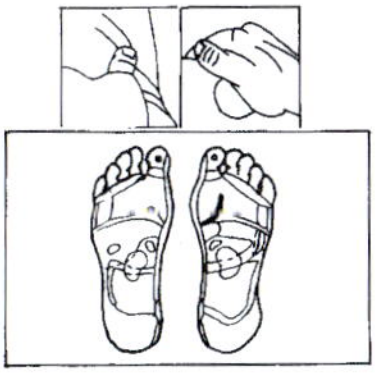

Sonnengeflecht

Taubheit in den Fingerspitzen: Abnormale Empfindungen in Hand und/ oder Fingern

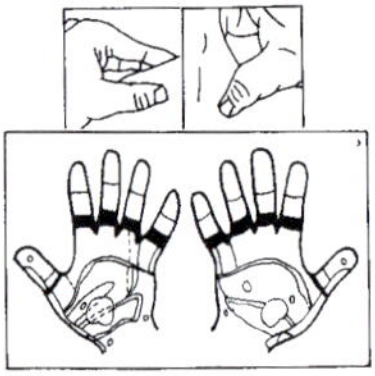

Siebter Halswirbel / Auge / Ohr

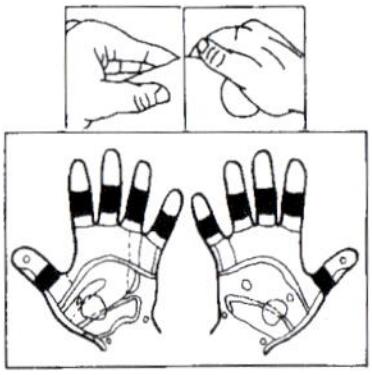

Nacken

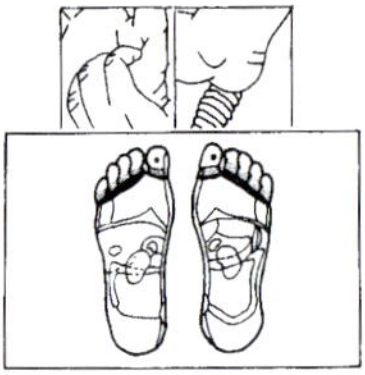

Auge / Ohr / Nacken, Siebter Halswirbel

Tinnitus (Klingeln im Ohr): Klingeln, Summen oder Zischen im Ohr aus verschiedenen Ursachen

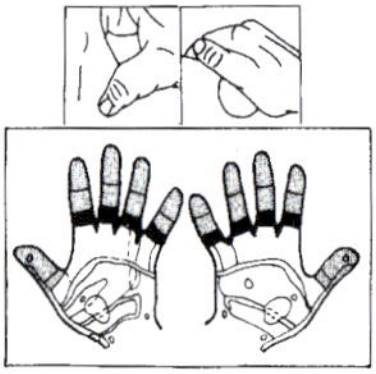

Auge / Ohr / Kopf, Nacken, Nebenhöhlen

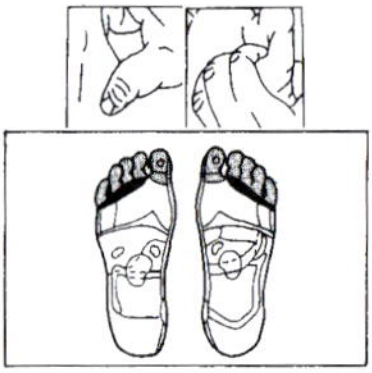

Auge / Ohr / Kopf, Nacken, Nebenhöhlen

Tumor: Gewebsvergrößerung ohne Funktion

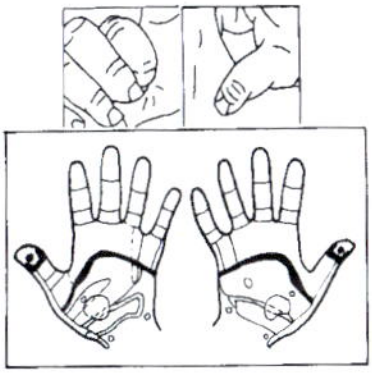

Gehirn, Hypophyse / Sonnengeflecht

Siehe auch theoretischer Teil: Reiterative Beziehungen, bezugszonale Beziehungen, zonale Beziehungen.

Unfruchtbarkeit: Unfähigkeit zur Empfängnis

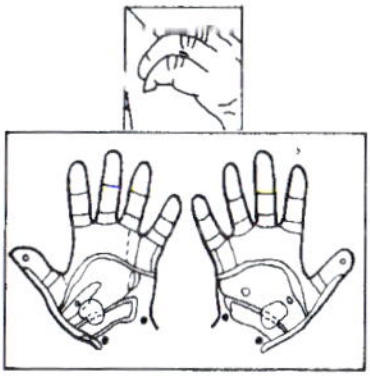

Gebärmutter / Prostata, Eierstöcke / Hoden

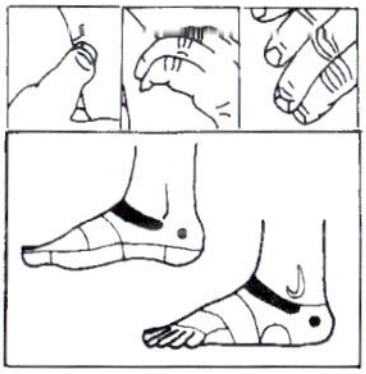

Gebärmutter / Prostata, Eierstöcke / Hoden / Eileiter

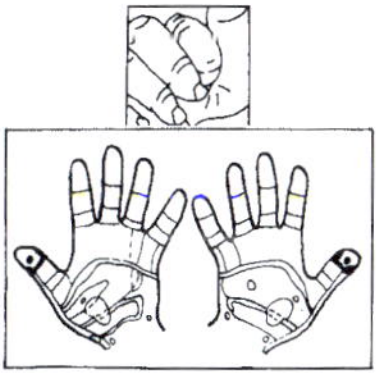

Gehirn, Hypophyse

Verdauungsstörungen: Beschwerden, die mit der Verdauung zusammenhängen

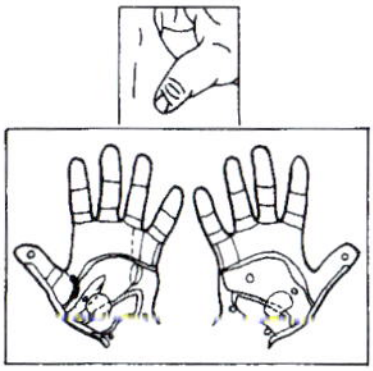

Sonnengeflecht

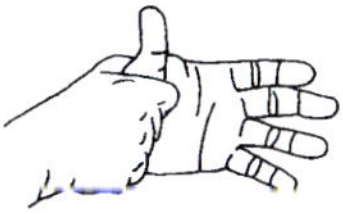

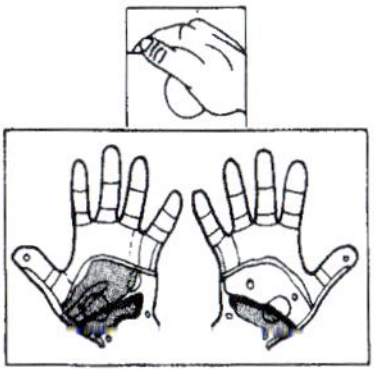

Magen, Dickdarm, Dünndarm

Verspannungen: Beschwerden im ganzen Körper oder in einzelnen Körperteilen, die auf überhöhte Anforderungen zurückgehen

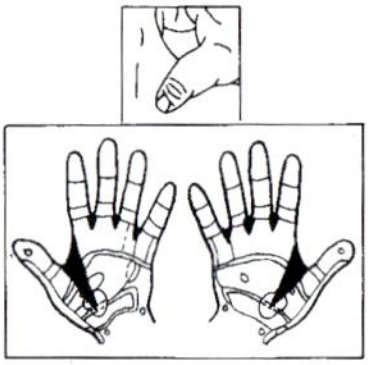

Sonnengeflecht, Oberer Schulterbereich

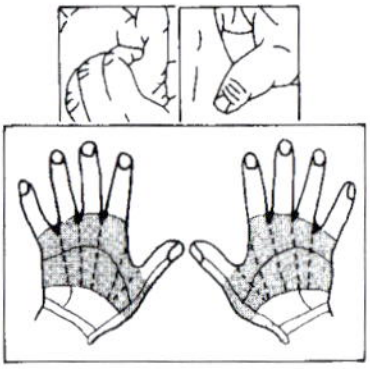

Obere Rückenregion, Oberer Schulterbereich

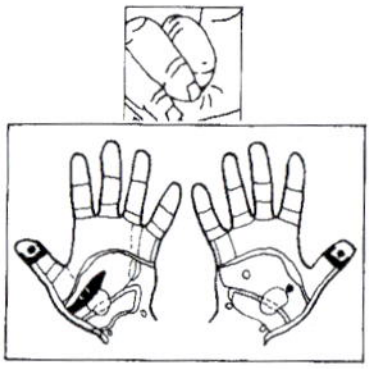

Nebennieren, Gehirn, Hypophyse, Bauchspeicheldrüse

Verstopfung: Ursache können unter anderem Verspannungen oder aber Veränderungen in der unteren Rückenregion sein

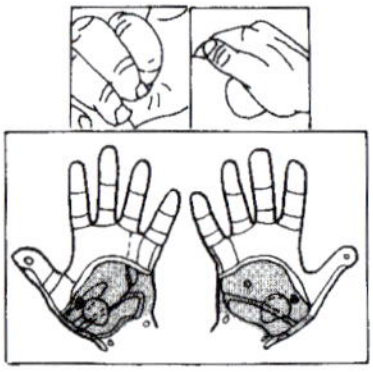

Nebennieren / Verdauungssystem

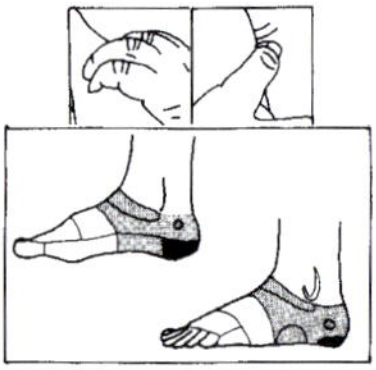

untere Rückenregion, Steißbein

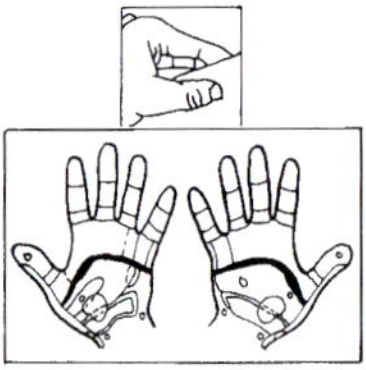

Sonnengeflecht

Vertigo (Schwindel): Zeitweiliger Verlust des Gleichgewichts

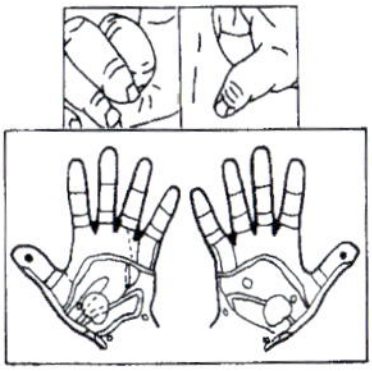

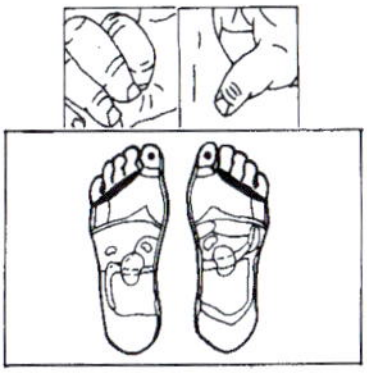

Gehirn / Auge / Ohr   Gehirn / Auge / Ohr

Zehen (große, Entzündung): Entzündung des Gelenks am Grund der großen Zehe, entstanden durch Irritation des Gelenks beim Gehen

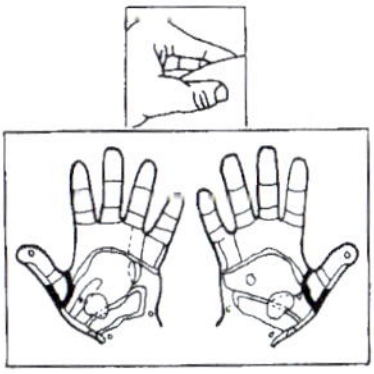

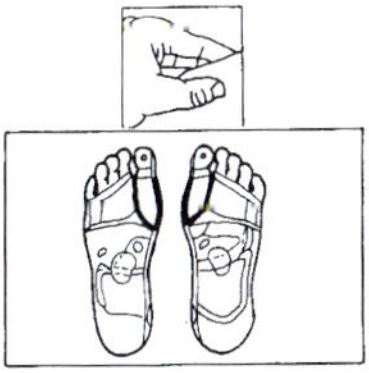

reiterative Beziehung

Zwerchfellbruch: Hernie durch Defekte des Zwerchfells

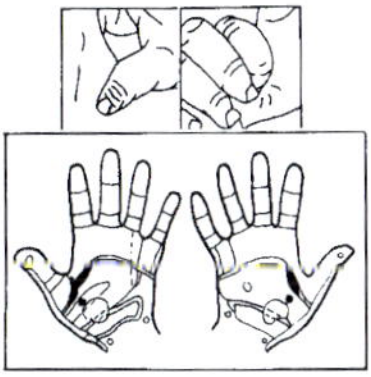

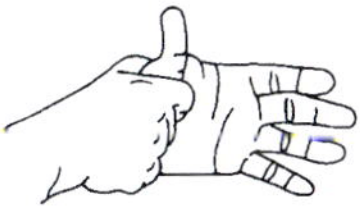

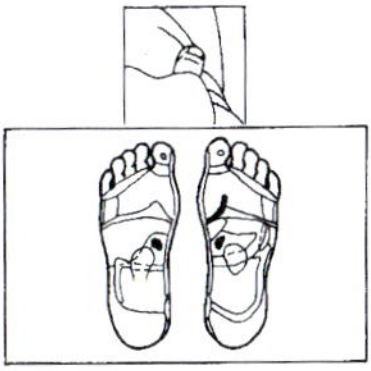

Sonnengeflecht / Nebennieren

Sonnengeflecht / Nebennieren

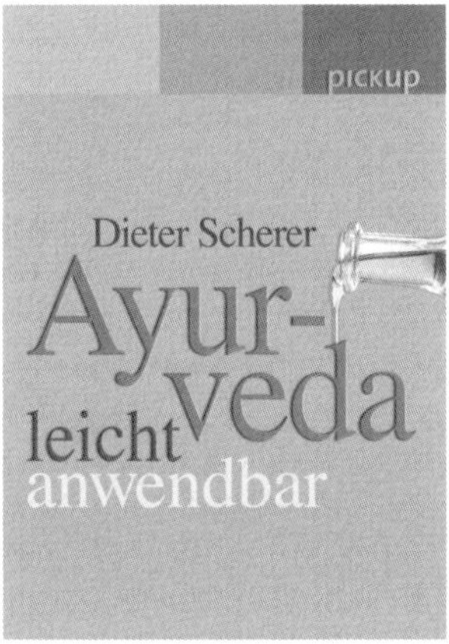

Dieter Scherer

Ayurveda

leicht anwendbar

112 Seiten, Broschur,
ISBN 3-7205-2679-8

Dieser Ratgeber erläutert die Ayurveda-Lehre und ihre Anwendung im Alltag. Die wichtigsten Lebensprinzipien, Grundkenntnisse über die Körperenergien Vata, Pitta und Kapha und zahlreiche Anwendungstipps ermöglichen einen leichten Einstieg in die indische Gesundheitslehre und verschaffen Ihnen bald sanftes Wohlbefinden für Körper und Seele.

IRISIANA

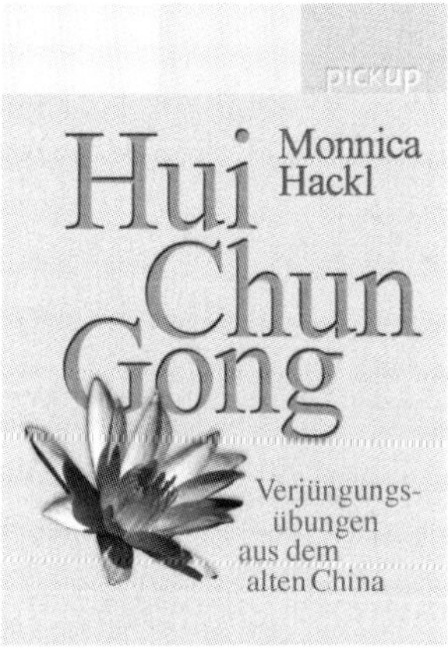

Monnica Hackl

Hui Chun Gong

Verjüngungsübungen aus dem alten China

112 Seiten, Broschur,
ISBN 3-7205-2633-X

Hui Chun Gong: Bestechend einfache Übungen, die bereits die chinesischen Kaiser in ihren Alltag integrierten. Diese Bewegungsformen, die sich überall ausüben lassen, regen den Energiefluss und Stoffwechsel an und entfalten eine verblüffende Wirkung auf Jugendlichkeit und Schönheit.

IRISIANA